森野旧薬園と松山本草
薬草のタイムカプセル

大阪大学総合学術博物館叢書 ◆ 7

髙橋 京子
森野 燾子 著

はじめに

　史跡・森野旧薬園（奈良県宇陀市大宇陀町）は、現存する日本最古の私立植物園で、現在も薬用植物を学ぶのに適した薬園です。享保14年（1729）に森野初代藤助通貞（号：賽郭）により創始され、漢薬種の育種・栽培・生産など、幕府が展開した薬草政策の一端を担いました。当時、八代将軍徳川吉宗のもとで展開された享保改革期の薬草政策は、財政再建・漢薬の安定供給・疫病対策を達成する国家プロジェクトで、国産生薬の開発・育成・実践が有効に機能した事例でした。一方、森野家は吉野葛製造を家業とし、400年にわたり経済基盤を築いてきました。その中で藤助賽郭は本草学の研鑽を積みながら、栽培者の観察力で薬園内の植物を写生した精緻な原色植物画「松山本草：10巻」を描き、薬園と共に森野家に継承され現在に至ります。しかし、松山本草は260年以上、門外不出であったことから、その存在はあまり知られていません。今回、森野家と共にその保存並びに文化財的意義に関する研究を進めることになり、まず、森野家に撮影機材を持参し、数日かけてその全容をカラー写真映像として初めて電子データ化しました。

　松山本草は、現在の植物学的検証に堪える図譜です。当時の実際に栽培・自生していた薬用植物の姿を現代に伝える貴重な資料であると同時に、大和の自然環境を知る

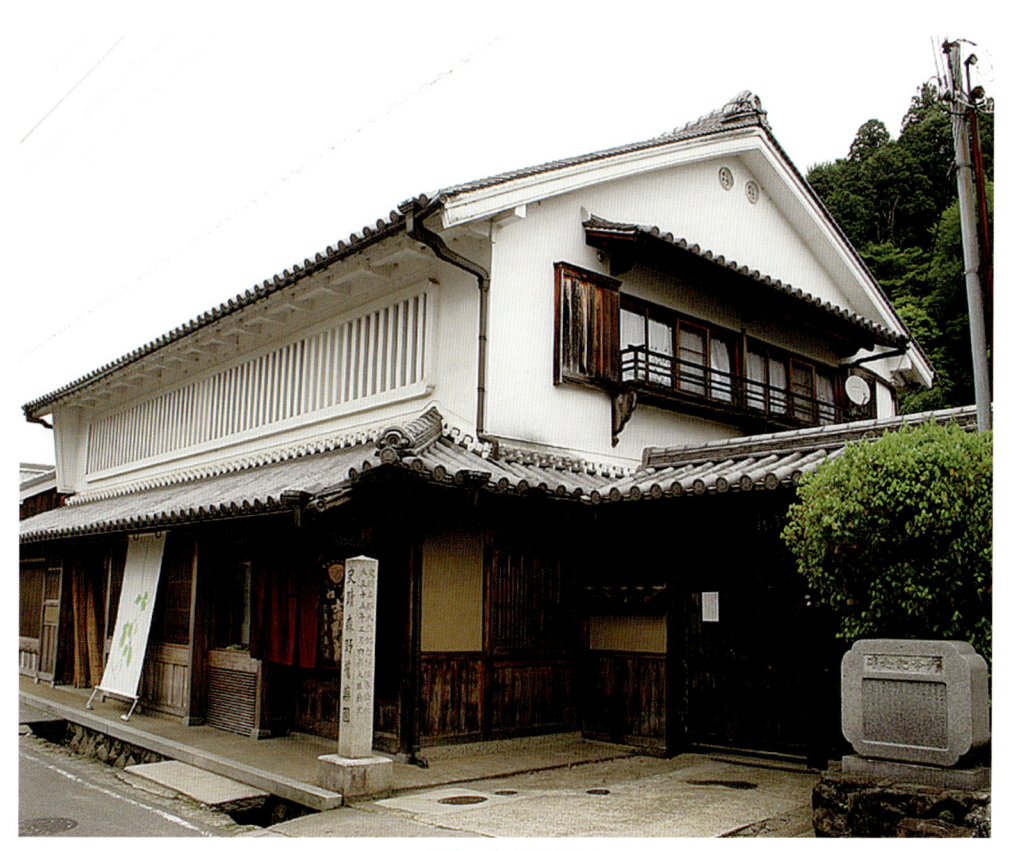

史跡　森野旧薬園

タイムカプセルです。また、現在の森野旧薬園について1年にわたり植物相調査を実施し、生育環境・生活形から植物社会学的植生区分を適用することで、江戸期の漢薬種栽培と自然環境の共生について解析しました。

　生薬市場のグローバル化と近年の気候変動や地球規模の自然環境破壊は、薬用資源(生薬)の枯渇を引き起こし、それらを治療に使用する伝統医薬品の将来を脅かしています。我国の漢方薬原料生薬は、その90％が海外からの輸入で、自給率は10％と低レベルです。古来、資源の乏しい日本において生薬の確保は重要な課題でしたが、その困難さは現在も変わっていません。いや、それ以上に自然環境や薬用資源の保護、生物多様性に関する対極の難題が加わり、重要かつ緊急性が高まっています。

　本書では、まず、大和大宇陀に所在する日本最古の私立薬草園「森野旧薬園」が担った薬種国産化政策と吉野葛のルーツについて解説します。ついで、藤助賽郭が描いた松山本草の素晴らしさを、大和大宇陀の薬用植物の姿と共に、生物多様性の原風景として紹介しましょう。そして、薬園と松山本草を、実際の観察や正確な描写から成る自然科学的な植物界へのアプローチと位置づけ、時系列変遷を明確にすることで生態系保全機能を考えたいと思います。最後に、一般にはあまり知られていない生薬の基原植物と品質から、医療に直結したマテリアルサイエンスの最新情報について解説します。

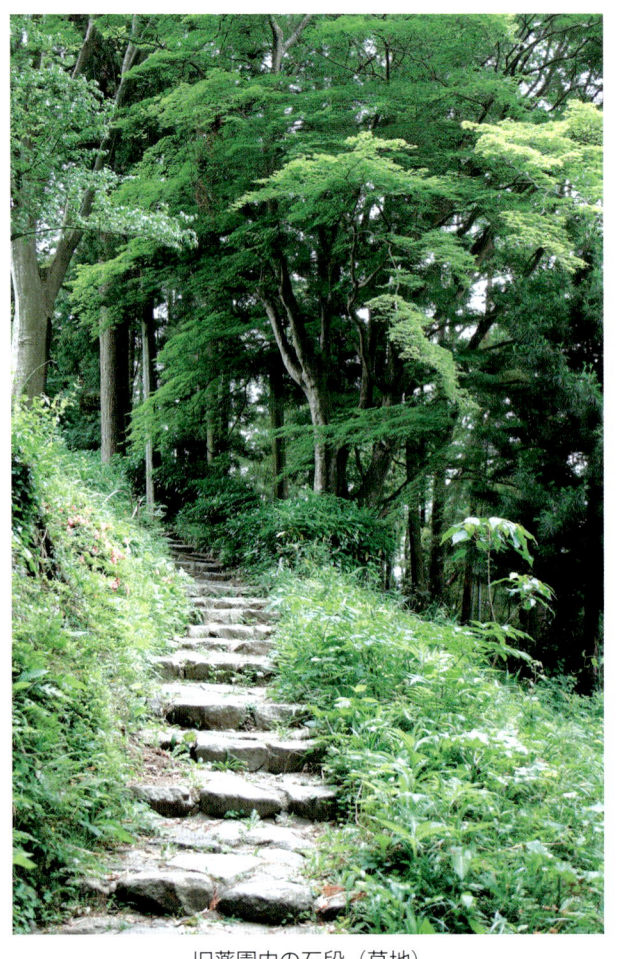

旧薬園内の石段（草地）

目　次

はじめに　1

Ⅰ　森野旧薬園とは　…………………………………………………………………… 5

森野旧薬園の現在　6

享保時代に発展した本草学の特質 —— 生薬の基原植物の鑑別研究　8

森野藤助通貞（賽郭）と植村左平次の大和地方採薬　9

森野薬園時代の漢薬種草木の育成とその後　10

その他の文化財的所蔵品　13

Ⅱ　葛根と吉野本葛　…………………………………………………………………… 15

葛根と葛粉（葛デンプン）　16

医薬品原料生薬の葛根（基原植物）—— 日本薬局方収載の変遷　17

生薬「葛根」の概要　19

吉野葛の由来　20

吉野葛の製造（水飛法と寒晒し）　21

　葛の製造過程（森野家提供）　23

Ⅲ　松山本草の世界　…………………………………………………………………… 25

松山本草の世界　26

　松山本草リスト（植物）　27

松山本草図譜抄録　森野旧薬園原植物　33

　　　草上：人参、竹節人参、紫根、益母草、鳶尾、射干、萎蕤、黄精、キミカゲソウ、夏枯草、桔梗、貝母、淫羊藿、黄連、地黄、胡面莽、麦門冬、半夏、水楊梅、狼毒

　　　草下：防風、延胡索、旱藕、白朮、蒼朮、川白朮

　　　蔓草藤：土茯苓、山帰来、菝葜、防已、鉄鞭、天木蓼、馬兜鈴、青木香、金文子、葛

　　　芳草・灌木：金絲楊、ナツツバキ

　　　山草・湿草・毒草：芍薬、牡丹、山韮、石蒜、百合、巻丹、蒲公英

　　　水草・石草：ミヅガシワ、蓮

　　　殻菜：胡蘿蔔、紅花

　　　木：山梔子、五倍子、山茱萸、牡荊樹、玫瑰花、覆盆子、烏臼木、呉茱萸、ナンキンハゼ

松山本草リスト（動物）　59

　　　鱗虫・禽獣：青蛙、斑猫、蟾蜍、蜈蚣、天牛、虻蟲、蜻蛉、鷹、川原金翅、佛法鳥、廿日鼠、水鼠、白鼠、鼠

　　　介：巻絹、鐵介、山椒、車介

Ⅳ 薬草のタイムカプセル ── 旧薬園に生きる植物 ……………………………… 63

 旧薬園に生きる植物 ── 薬草園への誘い（いざな）　64

 カタクリと賽郭　68

 ナツツバキと森野家　69

 植物相調査からみる半栽培（半自然）モデルとしての旧薬園　70

 環境指標植物・タンポポ調査からみる旧薬園の自然　72

  森野旧薬園の圃場で確認された植物　74

  森野旧薬園の草地で確認された植物　79

Ⅴ 国産生薬のルーツとマテリアルサイエンス ……………………………… 81

 博物学から学ぶ生物多様性の原点と実践
  ── 大和大宇陀「森野旧薬園」と薬種国産化政策　82

 生薬栽培の伝統
  ── 江戸時代における奈良県の生薬生産（国産生薬のルーツ）　85

 大和当帰の母種　86

 材料生薬の品質 ── マテリアルサイエンスの視点からみる大和芍薬の有用性　87

あとがき　89
参考文献　90

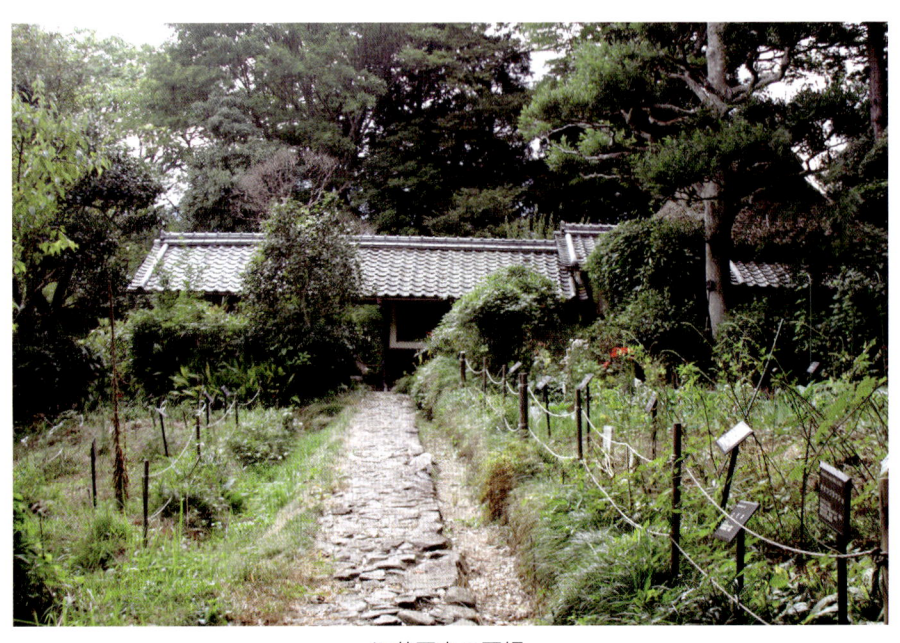

旧薬園内の圃場

I　森野旧薬園とは

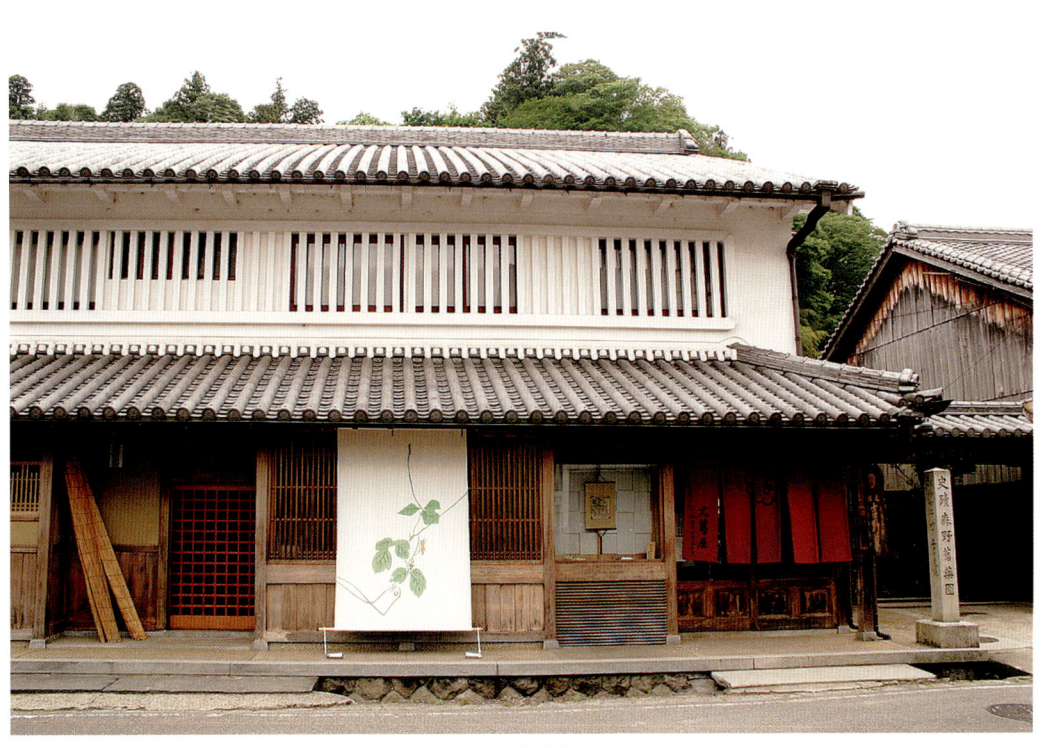

森野吉野葛本舗正面

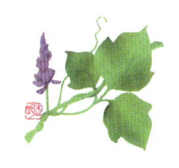

森野旧薬園の現在

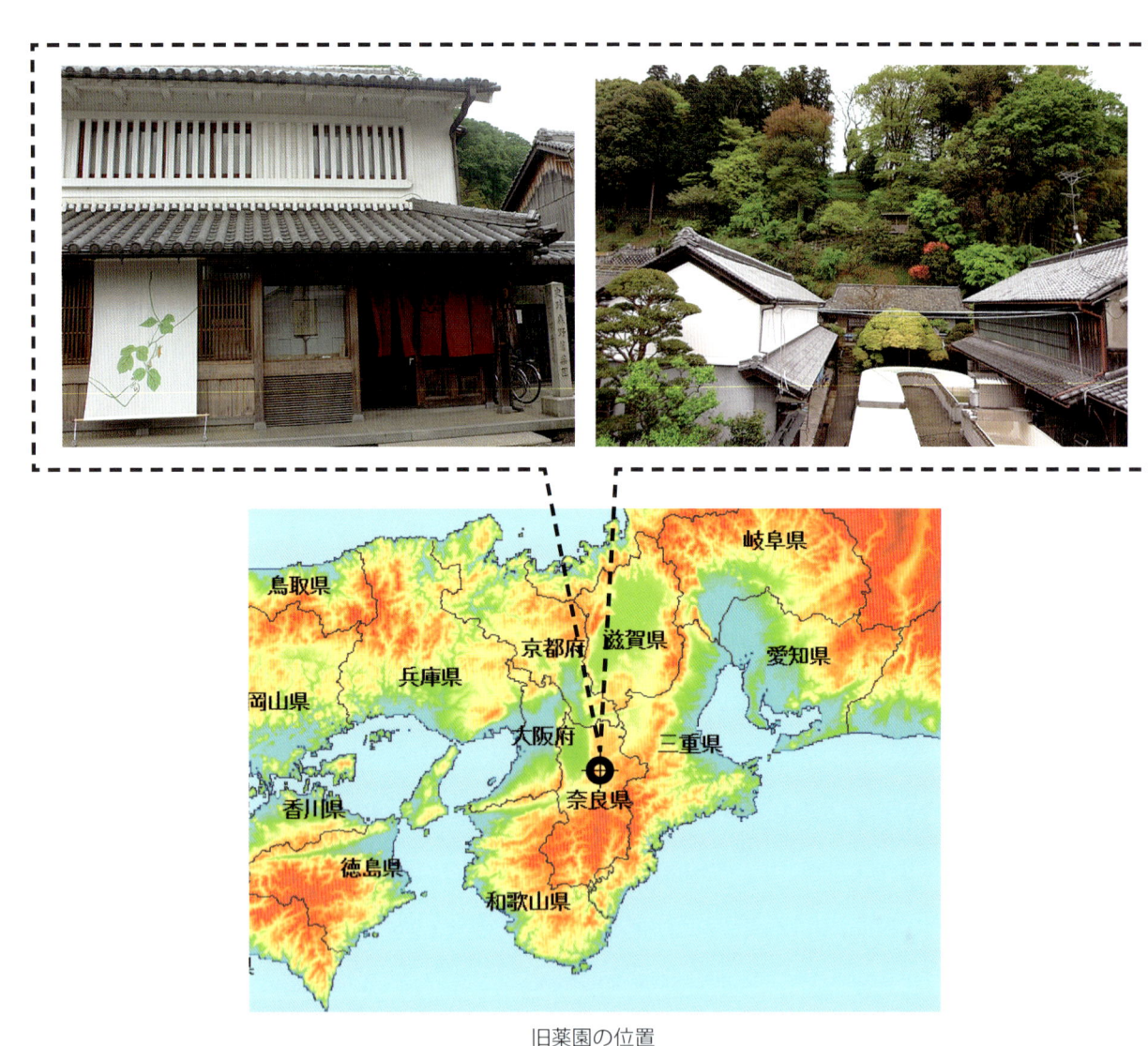

旧薬園の位置
この背景地図等データは、国土地理院の電子国土Webシステムから配信されたものである。
上左は店舗、上右は葛工房の写真。

　森野旧薬園（以下旧薬園）は、奈良県宇陀市大宇陀上新にあります。宇陀市大宇陀区は奈良県の東方に位置し、飛鳥時代から「阿騎野」と呼ばれる宮廷の薬猟の地でもありました。戦国時代に城下町として始まり、織田松山藩城下町の歴史を有します。重要伝統的建造物群保存地区に選定されている旧宇陀松山町は、宇陀山地、古城山の西側と宇陀川の間、南北に細長くひろがっており、大和と伊勢を結ぶ松山街道沿いの商家町として発展しました。

　旧薬園へは、近鉄大阪線榛原駅から奈良交通バス大宇陀行きに乗車し、約20分で到着します。そこから西へ数100m行った旧伊勢街道（国道370号線）沿いに、「大葛屋」の屋号で親しまれてきた約400年続く森野吉野葛本舗があります。店舗横に「史跡森野舊薬園」の標石が建っており、屋敷内への入り口となっています。入り口をぬけると葛粉製造の作業場があり、馬蹄形をした大きな沈殿槽が並んでいます。作業場から数段高い所に石水亭があり、中門をくぐって山側に沿って続く稲妻形の石段が薬園の始まりです。母屋の裏手にある小高い丘が旧薬園で、薬園の創始者藤助賽郭は、松山盆地のほぼ中央にある古城山の麓から西南に延びた丘陵の末端を開いて、薬草木を栽培しはじ

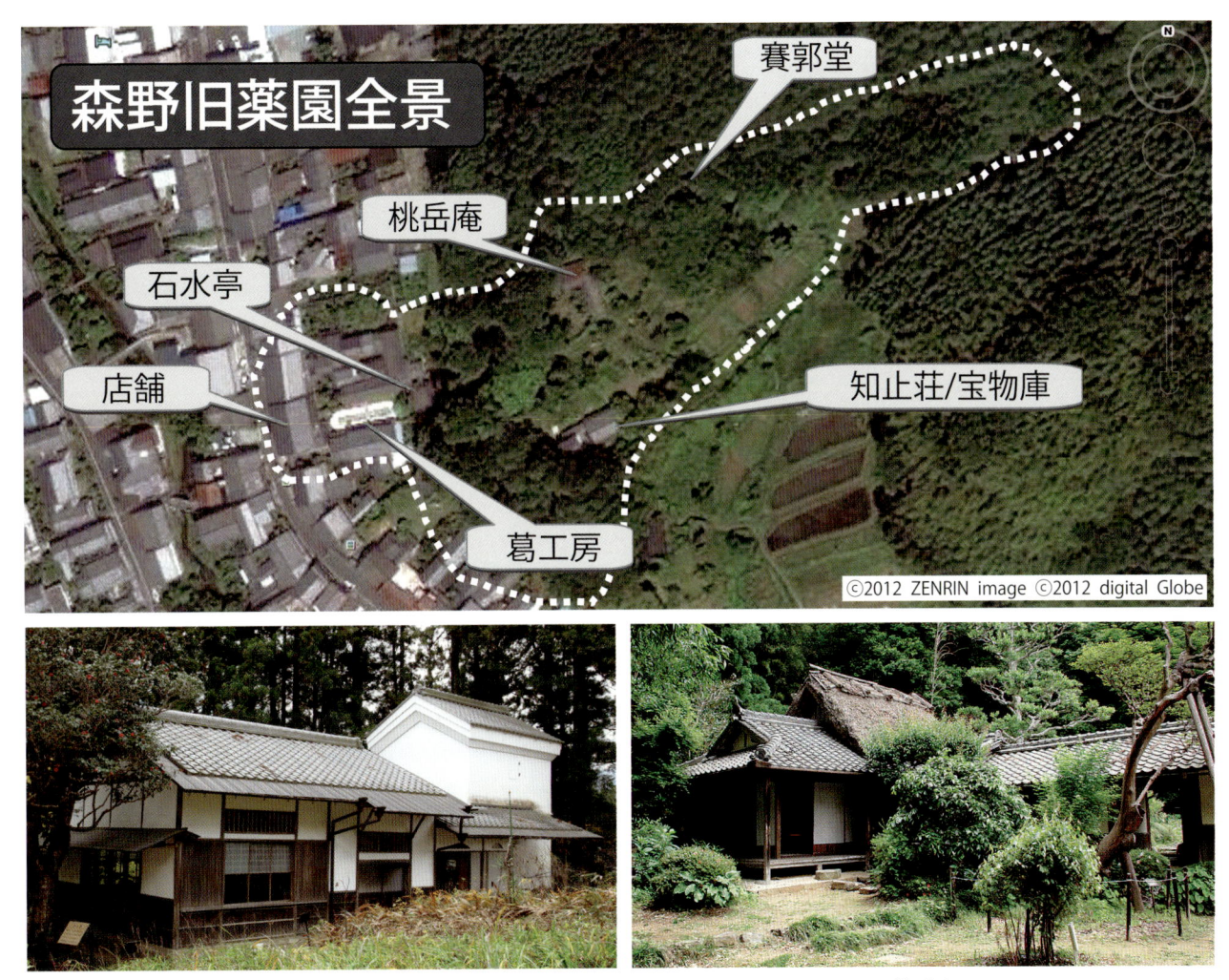

森野旧薬園全景

知止荘

桃岳庵

　めました。東西南の三面が開け、陽光に恵まれています。地味は肥沃で排水もよく、植物の生育に適する良好の場所に造られた旧薬園では、今なお、四季の変化と共に多様な薬草の花を楽しむことができます。

　旧薬園関係で現存する建築物は、前述の石水亭の他、御涼、桃岳庵、賽郭堂、知止荘などがあります。桃岳庵は、急な斜面を登り、台地上に開かれた圃場を通った高所に位置する園内の静かな山荘で、藤助賽郭はここで薬草研究や風雅の道に勤しみ松山本草を描いたと伝えられています。桃岳庵からさらに東に40mほどのところに賽郭堂と石碑（賽郭翁祠堂之碑）があります。これらは藤助賽郭没後に、森野家子孫により建立されたもので、賽郭翁夫妻と藤助賽郭に仕えた忠僕、佐兵衛の木像が祭られ、石碑には薬園として保護されてきた来歴が記されています。圃場の南側の知止荘は、1930年に国の文化財史跡指定を記念して、地元有志による保存会により建設された茶室のある建物です。森野家は400年にわたり吉野葛の製造を続けてきました。2002年、近隣に近代的設備を導入した新工場が完成し、製造の主流となっていますが、屋敷内の葛粉製造作業場も今なお、現役で使用されています。国内産の葛原料と製造法へのこだわりは、400年間変わることなく、受け継がれています。

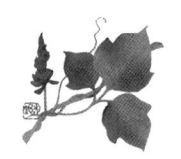

享保時代に発展した本草学の特質
——生薬の基原植物の鑑別研究

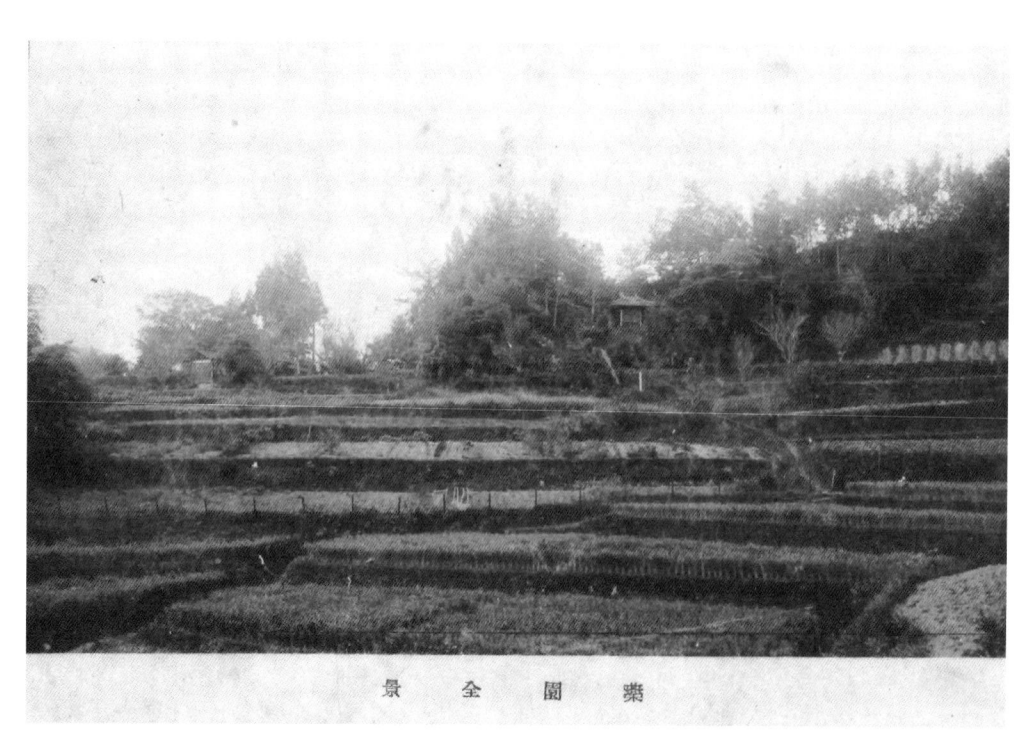

旧薬園全景（『森野旧薬園小誌』より）

　江戸中期、医療に必要な薬物は大部分を中国大陸産に依存しており、需要が都市部を中心に増加していました。薬物の入手に莫大な費用を要したことがやがて幕府経済逼迫の一要因となります。その対策に幕府天領内の薬用資源調査や開発が計画され、「採薬使」が発足しました。国内の薬用資源調査が実施され、主要メンバーとして、丹羽正伯、野呂元丈、松井重康、阿部友之進、田村藍水(元雄)、植村左平次が挙げられます。歴史上、将軍綱吉や家綱の時代は幕府の文治政策の最盛期であり、中村惕斎の『訓蒙図彙』(1666)、遠藤元理の『本草弁疑』(1681)、宮崎安貞の『農業全書』(1696)、平野必大の『本草食鑑』(1695)、岡本一抱の『和語本草綱目』(1698)、貝原益軒の『大和本草』(1708)等の本草に関する啓蒙書が相次いで出版されました。特筆すべきことは、本草がこれまでの読書的教養や抽象的知識としてではなく、実利性を持った真偽、良否の鑑定のための知識・技能、そして植栽と生産技術を学び知るために、広く読まれるようになった点です。吉宗の享保期に至って、本草が博物学や物産学としての特徴を明確にしたと考えられています。つまり、薬園による外国産種苗の育成や輸入医薬品原料の代替となる国内有用植物の探索を奨励した結果、和種と唐(漢)薬種輸入品との比較鑑別の必要性が生まれ、博物学が発展したわけです。

　本来、生薬品質は薬物治療の根幹で、第一に基原植物の同定・鑑別が必須条件です。しかし、医療文化資料や本草書に記載された文字で表現された生薬名は、編纂当時の学術水準に基づく呼称、作者の知識や治療を反映したもので、絶対的な指標ではないため、同定鑑別が困難です。さらに困難な点は、天然産物である生薬の基原生物名や呼称が、歴史的変遷や国によって異なっていることです。そこで、異なる産地間の品質同等性に関する情報の検討には、本草学の知識に基づく時系列的解析が重要となります。歴史的事実は多くの示唆に富んでいるのですが、写真などの記録媒体が無い時代の解析研究を実践するのは容易ではなく、精密な薬用生物図やさく葉標本などから基原生物種を検証することが求められます。

森野藤助通貞（賽郭）と植村左平次の大和地方採薬

森野藤助賽郭の一生

西暦	元号	出来事
1690	元禄3	藤助、生まれる(諱：通貞、通称：藤助、号：賽郭)
1729	享保14	幕府の御薬草御用植村左平次の大和来訪時、御薬草見習として出仕。約4カ月、採薬旅行を行う。
		薬園を創始(現：森野旧薬園)
1732	享保17	左平次とともに再び採薬(近畿・北越)
1735	享保20	左平次とともに再び採薬(近畿)
		苗字帯刀を許される
1743	寛保3	左平次とともに再び採薬(伊勢など)
1749	寛延2	息子武貞に家督を譲る
1767	明和4	病没(享年78)
1917	大正6	従五位追贈

八代将軍　徳川吉宗　治世

　森野旧薬園の創始者森野通貞（通称藤助、号賽郭　以下、藤助賽郭1690～1767）は元禄3年（1690）に生まれました。生家は代々農家の傍ら、「葛屋」と称して、吉野近隣に自生するクズの根から葛澱粉を製造するのが家業でした。当然、吉野群山方面の葛根の採集に従事している人々と密接な交流があったことは容易に想像できます。また市場を通じて、京都、大阪、江戸等の商人たちとも取引上の関係があったことを記した多くの資料が残っています。大和の山村に育った藤助賽郭は、若い頃から植物を愛好し、独学で薬草の研究をしていたようです。やがて幕府採薬使・植村左平次と出会い、啓発・啓蒙されていく過程で、多大な刺激と影響を受けたことでしょう。

　一方、植村左平次は伊勢国（紀州藩大津杉村）出身で、吉宗が将軍職に就くと共に江戸に出て幕府の御庭力になり、幕府採薬使となりました。諸国採薬という任務は、事実上諸国の社会不安の情勢を具体的に知る上で格好の名目としても役立ったと思われます。関西で左平次が行った採薬使の任務は広範囲にわたり、享保14年（1729）は伊賀、伊勢、紀伊、大和、山城において、享保17年は伊勢、紀伊、大和、若狭、越前、美濃での採薬日記が現存しています。日記の内容から、その採薬調査状況を解読した報告（上田三平氏の大和採薬経路図「日本薬園史初版本付図」、東大総合研究博物館所蔵）があります。

　たとえば、享保14年4月から約3カ月にわたる大和での調査において、下市（現在の奈良県下市）の代官の命により案内随行する薬草見習が6名指名されました。そのうちの一人が藤助賽郭で、以後、数度にわたり左平次の採薬調査に随行し補佐しました。まず、植村ら一行は室生寺（奈良県）のある室生山から宇陀の奥地に分け入り、神末村でカタクリの群落を発見します。一行は吉野山方面で採薬し、一旦下市に仮植栽のための薬圃場を定め、再び調査に入ります。大峰山系、玉置山、熊野にでる十津川の水源地帯から高野山方面に周り、下市に薬園を開設しました。次に、享保17年の左平次による採薬調査では、大和で主に吉野群山を巡り、下市薬園の様子を確認しています。興味深いことに、この時、左平次は宇陀松山の藤助賽郭宅に立ち寄っています。また、享保20年（1735）においても吉野郡山中と下市薬園への訪問が記されていました。さらに1743年には、伊勢神領内を見分後、美濃国、近江国、越前国境、竹生島などでの採薬調査を行っています。左平次が再三、吉野群山の調査を実施していたのには理由があるようです。吉野山系には朝鮮人参の代用として用いられた吉野人参（*Panax repens* Maxim）が自生し、とくに直根の貯蔵根は小人参とも呼ばれていました。本生薬は室町時代より珍重されたもので、左平次の関心の高さが感じられます。

　藤助賽郭は、左平次との採薬調査（実践的検証）によって本草に関する見聞を広め、より一層研究に打ち込んだと推察できます。やがて、江戸出府の機会が増え、各方面の専門家との交流は盛んとなり、薬種の交換も頻繁に行われました。

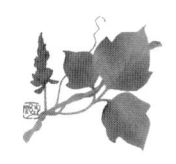

森野薬園時代の漢薬種草木の育成とその後

幕府による森野家への下賜生薬リスト

年代	享保14年 1729	享保20年 1735	元文2年 1737	元文5年 1740
	甘草 東京肉桂 天台烏薬 烏臼木 牡荊樹 山茱萸	破胡紙 防風 貝母 知母 山帰来 延胡索 黄柏 使君子 呉茱萸	秦芁 沙参 百部根 白朮 蒼朮 草果 草豆蔲 黄芩 白芷 藁本 黄耆 王不留行 胡荽子 甘遂 何首烏 附子 枳殻 酸棗仁	朝鮮種人参
藤助書状で製法を伝えたもの 明和7(1770)以降	○○ ○	○○○ ○	○○ ○	
薬草植方之書付 寛政2(1790)	唐種 唐種 台州	朝鮮 唐種 唐種 唐種 唐種 ○ 唐種	唐種 唐種 唐種 唐種 朝鮮 唐種 唐種 唐種 唐種 唐種 唐種	唐種
薬品・精巧品目録	台州	朝鮮 漢種 漢種 漢種 漢種	漢種 漢種 漢種 漢種 漢種 朝鮮 漢種 漢種 漢種 ○ 漢種	
大和国産薬種書上帳	台州	唐種 唐種	○ ○○ ○	○
草木目録 安永6(1777)	○○○○○○	○○○○○○○○○	○○○○○○○○○○○○○○○○○○	○

アミカケのセルは、「薬品・精巧品目録」において「当今盛シニ取扱ノ品」とされたものを示す。

　藤助賽郭は、幕府御薬草御用植村左平次が享保14年（1729）から実施した多くの採薬調査に協力した功により幕府から貴重な外国産の薬草の種苗を下付されました。それらを宇陀松山の自宅屋敷内に薬園を設けて栽培しました。幕府より下賜された生薬を年代順にリストにまとめました。享保14年は6種、甘草、東京肉桂、天台烏薬、烏臼木、牡荊樹、山茱萸が下付されました。甘草については、同年、物産宝山記の表紙裏に下市で7根拝領という記載も残っています。また、享保20年に拝領されたものは、破胡紙（補骨脂）、防風、貝母、知母、山帰来、延胡索、黄柏、使君子、呉茱萸でした。この間にも左平次から苗等の補充で、山茱萸、鬱金、莪朮、肉桂の苗を受けていますが、枯死したものがあり補充の必要性からだったのかもしれません。大和大宇陀という気候風土で熱帯原産の使君子や莪朮などの苗をどのようにして育て栽培したかは不明です。

　元文2年（1737）に拝領したものは、秦芁、沙参、百部根、白朮、蒼朮、草果、草豆蔲、黄芩、白芷、藁本、黄耆、王不留行、胡荽子、甘遂、何首烏、附子、酸棗仁、枳殻です。また、元文5年（1740）拝領の朝鮮人参種100粒に加え、その他100種以上の薬種が目録に記載されていますが、それらが漢薬種か、国内自生種かの真偽は不明です。少なくとも1740年以前の江戸官園からの拝領種は、漢薬種と考えられます。

　また、高品質の薬種を継続して栽培するための工夫や技術が必要だったようで、植村左平次と藤助賽郭の間に、当帰の栽培方法に関する興味深い書簡類が残っています。元来、大和当帰（Angelica acutiloba Kitagawa）は、大和地方で早くから栽培化された薬種で、薬用部位は根です。当帰は肥大したひげ根の多い形状を良品としますが、栽培二年目に抽苔（気温や日長などにより花茎（花をつけた茎）が伸びだすこと。とうだちともいう）して開花すると、根は繊維質でスカスカとなり、生薬として使用できなくなります。植村から「江戸で栽培した当帰が抽苔して根が役に立たない旨」の助言を藤助賽郭にもとめていることから、藤助賽郭の当帰栽培には抽苔を防止する技術が施されていたと考えられます。

　藤助は60歳で隠居すると賽郭と号し、旧薬園内に「桃岳庵」をつくり、薬園を見守る傍ら、薬草や動物などの写生を日課としました。彼の描いた写生図は「松山本草」全10巻として残っています。植物だけでなく、動物（哺乳類、鳥類、爬虫類、昆虫類、介類）を

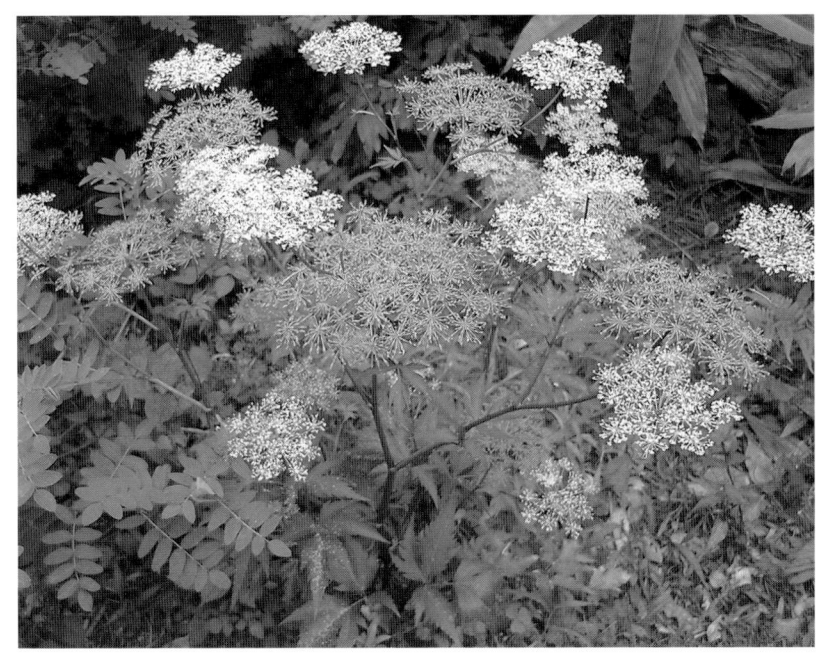

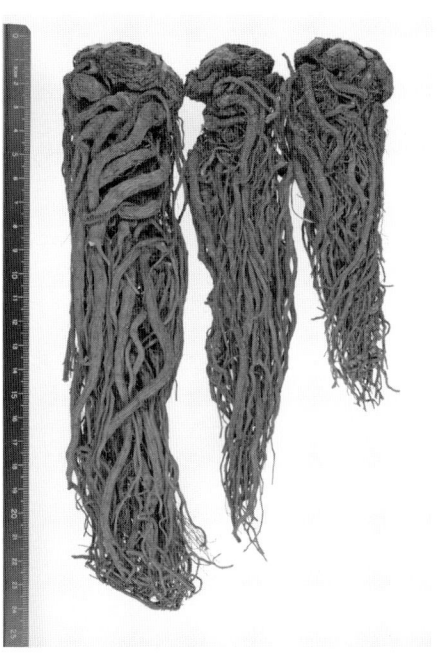

ヤマトトウキ（*Angelica acutiloba* Kitagawa）

含む彩色された約1000種の生物が描かれています。しかし、松山本草には、植物体の描写はあるのですが、植物名、和名や呼称など全く記載されていないものが、約15％存在します。当時、漢字の植物名に対し適切な和名をあてる本草学者の苦労、そして動植物の名を正確に記す努力がはらわれたことが容易に想像できます。それは、藤助賽郭が78歳で没するまで、田村藍水ら江戸の本草家と交流し、本草に関してより深い知識を得ることに努めたことからも明らかです。

森野家は初代藤助通貞賽郭以来、子孫代々藤助を名乗り、現森野家第20代当主、智至氏は藤助賽郭から数えて第11代目となります。寛延2年、藤助賽郭は嗣子武貞に家督を譲りましたが、二代目藤助となった武貞（号：群芳亭）もまた本草を好み、初代の志を継いで家業と薬園の維持・管理に努力しました。旧薬園の高所にある賽郭堂は武貞が建立したものです。著名な本草家、田村藍水とは再三種苗の交換をするなど、親密な交友関係を示す記録が残されています。武貞は幕府の薬草御用として薬園での栽培する薬草種類を増やし、新たに大和・河内各領でカタクリ草掘りの免許を得て、カタクリ粉の製造量も順調に増加させました。生産・加工する薬種は、大阪や京都の薬種商に広く販売しており、森野家は宇陀松山町の薬種屋として知られていました。三代目藤助好徳（号：石水亭）の時代には、家業ますます盛んとなりますが、家則十二カ条を定め、子々孫々まで父祖の業を伝えるべく研鑽を続けました。寛政元年の参府時には祖父藤助賽郭拝領の唐種薬草12品（黄耆、烏薬、延胡索、貝母、山査子、何首烏、百部根、知母、山茱萸、肉桂、防風、黄芩）を精製して幕府に献じています。帰府の際には新たな漢薬種を下付され、旧薬園での栽培に努めています。とくに繁通（五代目藤助）は、水谷助六、内藤剛甫、西村広林等との交流を通じ、さく葉標本の交換を行い、自然科学の植物分類学的見識で植物を研究するとともに、薬種苗の入手・維持や珍種の栽培を怠りませんでした。前述の本草家との書簡が今なおその功績を物語っています。繁通は桂叢と号し、藤助賽郭以後に採集した植物の一部をさく葉標本として整理しており、「草木葉譜」2冊を編纂しました。その序文には山本亡羊の子榕室の選が記され、さく葉標本における植物同定

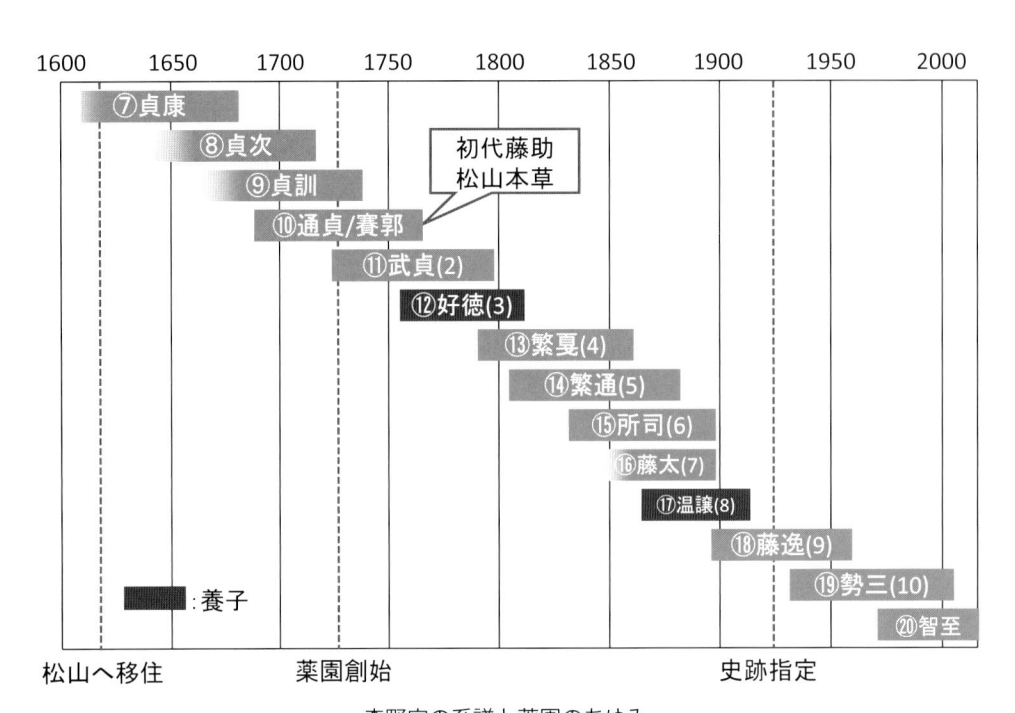

森野家の系譜と薬園のあゆみ
○囲みの数字は森野家通算での代数を、( )内の数字は藤助としての代数を示す。

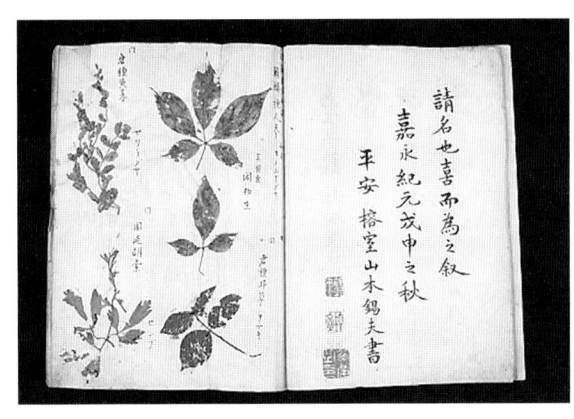

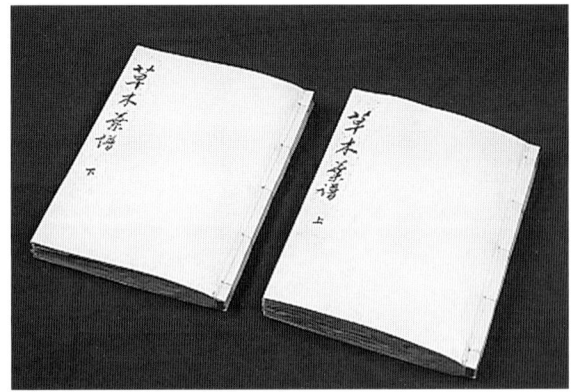

草木薬譜上下二巻

の跡が残っています。それらは、200年以上前の植物が存在すること、そして植物分類学的検証による呼称・名称に関する貴重な資料です。

しかし、繁通の頃には、漢薬種の朝鮮人参栽培も諸国に広く普及し栽培されていたことから、従来の旧薬園範囲では手狭で、家益とならなくなっていました。また、御用カタクリ粉の製造も多年にわたる野生種の掘り取りの結果、生根の収穫不調を招いていたため、旧薬園付近の公儀領山林の拝領による栽培計画を申し出ていましたが、幕府崩壊により実現できませんでした。明治維新後は、西洋薬の輸入により和漢薬種の需要は減少し、旧薬園は衰退を余儀なくされましたが、明治17年に漢種薬草木履歴を農商務卿に提出しています。開園以来連綿と守ってきた薬草の育種・育苗・栽培は継承され、薬草は数十種現存し、珍木希少木もあります。大正6年には、薬草栽培による殖産上の功労が世に周知され、藤助賽郭に従五位が追贈されました。戦後の昭和26年には昭和天皇が来園されています。

その他の文化財的所蔵品

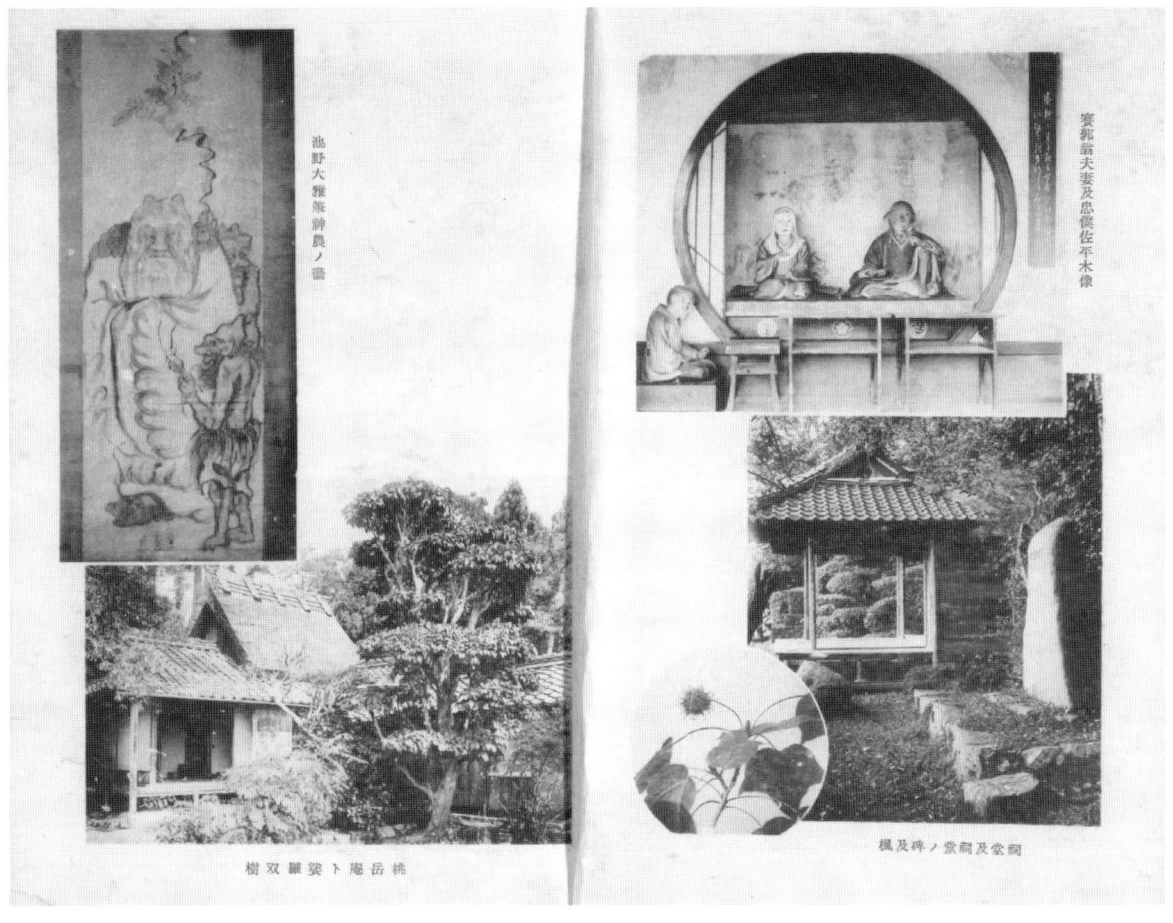

森野旧薬園小誌

　旧薬園には、松山本草以外に、藤助賽郭以来、継承されてきた本草書、さく葉標本、貝類および鉱物標本が保存されています。その他森野家文書として、奈良県薬業史資料編に主なもの17種が収載されています。以下に、これら重要博物学的資料を項目のみ箇条書きで記します。

- 森野旧薬園小誌
- 薬草木殖方製法書上　（1冊：19枚）*
- 草木葉譜（2冊：上巻28丁、下巻18丁）
- 唐種製薬十二品之書図（1冊：8枚）*
- 文久壬戌　平安読書室物産品目　（1冊：14枚）*
- 本草標本
- 介殻類、石薬類

＊大阪府立図書館「和漢本草圖書展覧會目録」（1928）

　1959年に出版された『大宇陀町史』の旧薬園関連記述内に、益富寿之助氏による鉱物標本に関する調査報告があります。本標本は小型ですが、各段に升目状の仕切りが設けられた重箱様の容器甲乙2組に百数十点が収められています。標本の大半は、升目毎に菊花状色ガラスの小皿に入れ、品名や産地が墨書してある和紙のラベルで覆われていました。そしてこの標本には本草書中に記載される石薬が多数含まれ、記載されている客観的情報の質から、正倉院薬物の石薬以来の重要な資料と評しています。著者らは本鉱物標本の現状について全資料の撮影は終了しましたが、保存状態は良好とはいえません。目下、復元を視野に入れた解析の準備をしています。

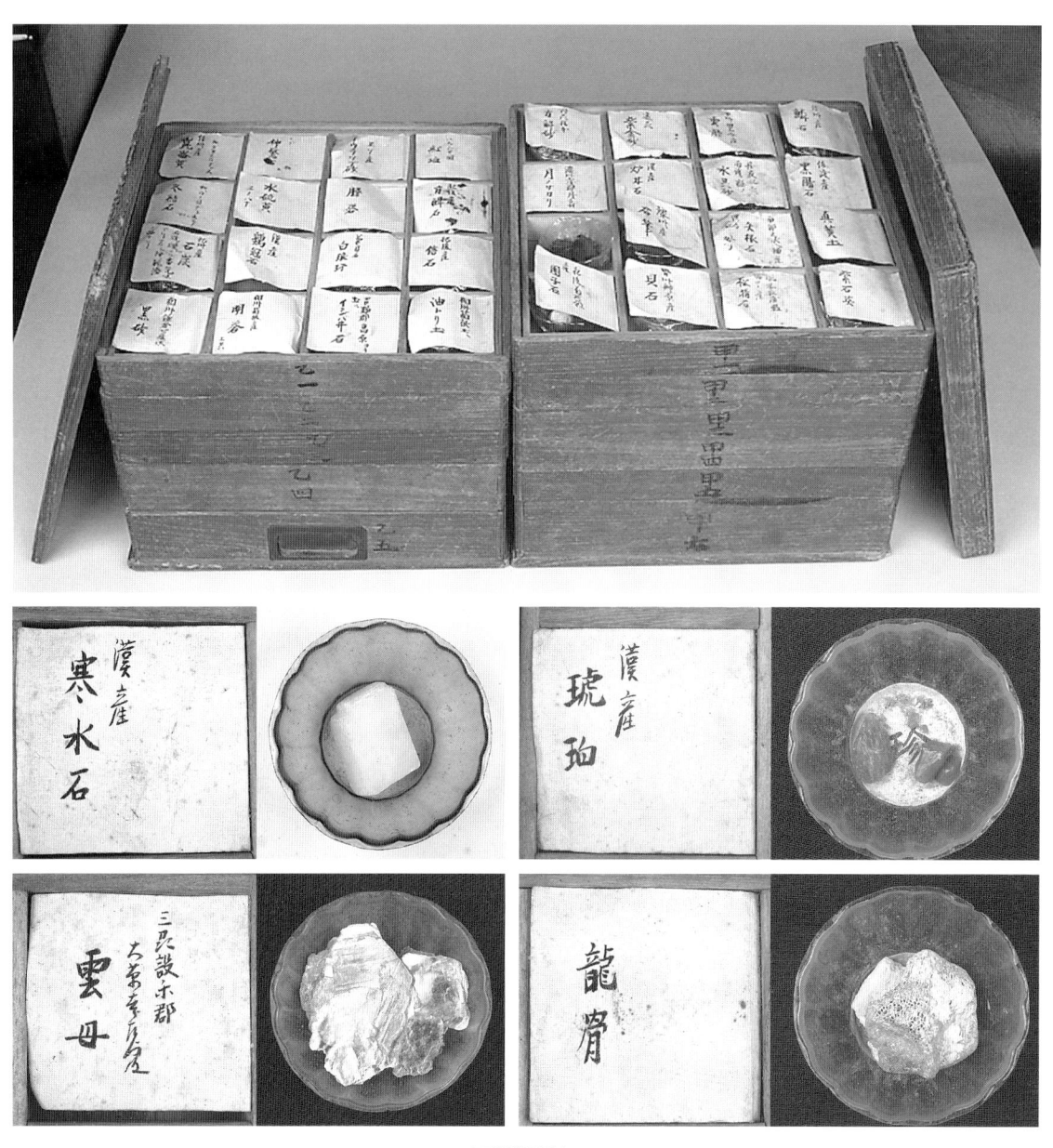

石薬類標本

介殻類・石薬類標本の内訳

介殻類			石薬類			
			甲		乙	
第一種	30種	47個	第一種	16種	第一種	16種
第二種	25種	32個	第二種	22種	第二種	15種
第三種	12種	13個	第三種	14種	第三種	16種
第四種	12種	12個	第四種	17種	第四種	4種
第五種	20種	22個	第五種	9種	第五種	18種
第六種	8種	11個	第六種	9種		
第七種	16種	16個				

II　葛根と吉野本葛

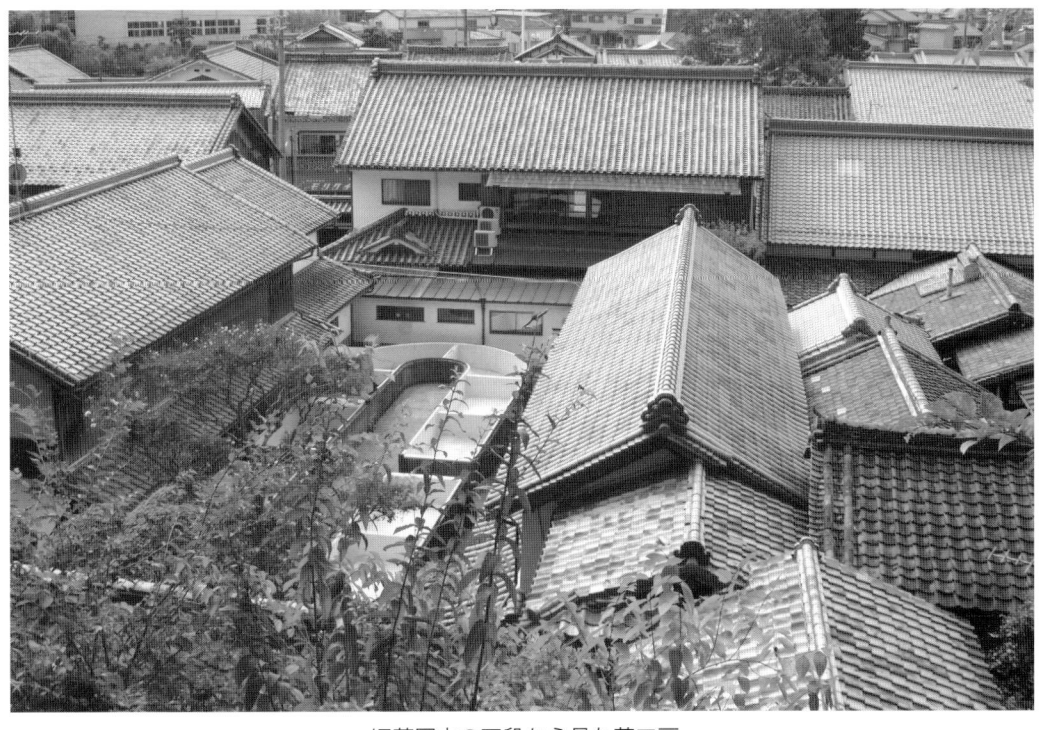

旧薬園内の石段から見た葛工房

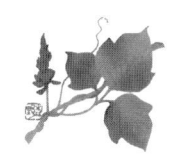

葛根と葛粉（葛デンプン）

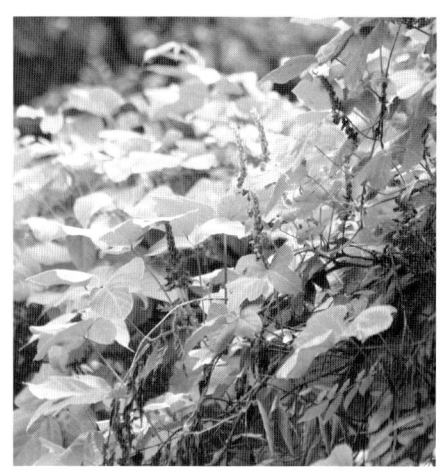

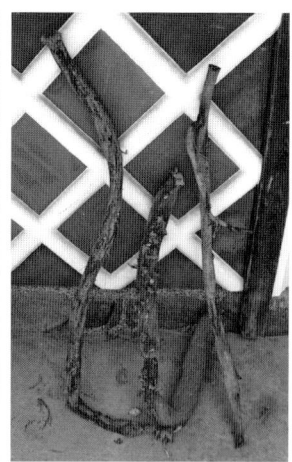

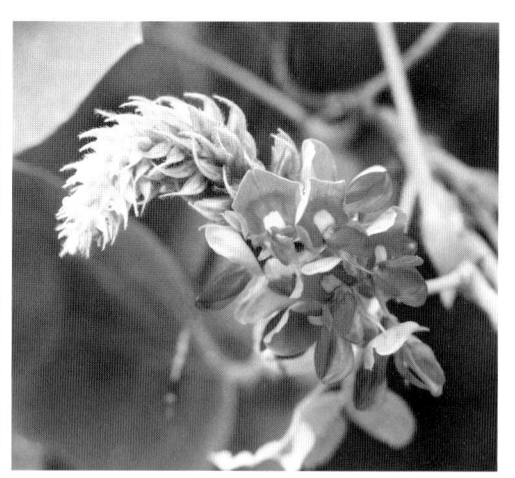

クズの花（左右）と葛根（中央）

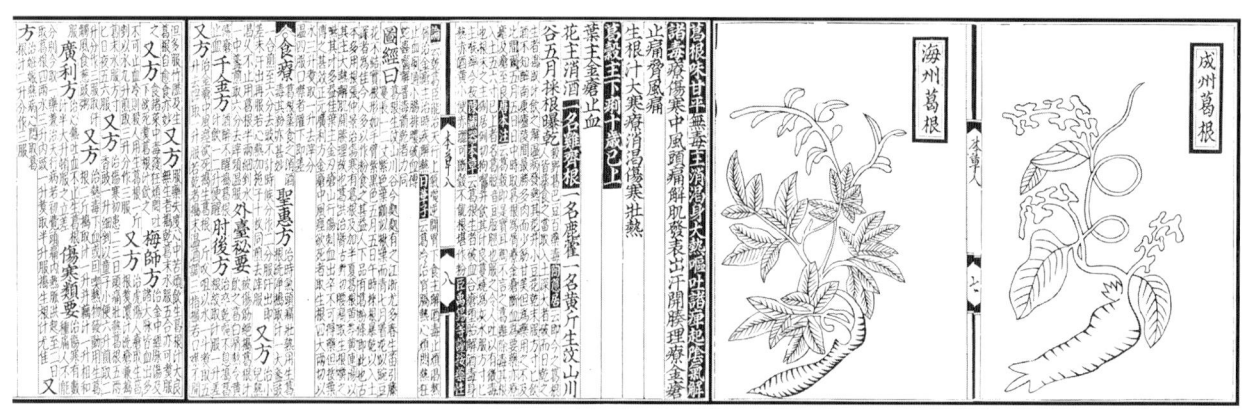

経史証類大観本草にみる葛根

　葛は古くから万葉集や枕草子にもうたわれ、秋の七草として親しまれています。山上憶良が詠んだ歌「萩の花、尾花葛花、撫子が花、女郎花、また藤袴、朝貌が花（＝桔梗のこと）」に描かれた万葉の七草は、日本固有の植物です。古の大宮人たちが野辺を彩る風情ある野草を選び詠まれたものですが、尾花（ススキ）と萩を除いて、すべて薬用にも用いられます。

　葛は、マメ科・クズ属の植物で、東アジアの熱帯から温帯に約15種分布し、日本には1種のみが自生します。蔓植物で、非常に繁殖力が強く生命力旺盛です。根の乾燥品を「葛根」と呼び、神農本草経の中品に分類されています。傷寒論の葛根湯に代表される有名な漢方薬材料です。また花は「葛花」と称し、中国では乾燥した花を二日酔い、頭痛、嘔吐等に用いますが、日本ではあまり使用されません。

　葛の根から得られる葛粉（葛デンプン）は、和菓子の原料として古くから賞用されてきました。葛粉でつくる葛湯は、風邪の時の発汗薬や病人の栄養補給・疲労回復に用いられてきました。葛は、夏の間その大きな葉を広げ、太陽のエネルギーをいっぱいに吸い込んで光合成を行い、根は土壌の養分を吸い上げ、葉に送ります。葉が枯れる晩秋から冬にかけて夏の間に作られた養分は根に蓄えられます。根に充分に養分が蓄積される12月～3月頃が収穫時期として最適です。

　また葛は強い繁殖力を持つことから、堤防の決壊を防ぐなど土壌を保全する目的で、アメリカに移入されました。しかし雑草化し、嫌われ者の帰化植物となっています。

医薬品原料生薬の葛根（基原植物）
——日本薬局方収載の変遷

　生薬は、人類による薬物文化の遺産で、植物、動物、鉱物からなる天然物です。医薬品としての品質は、公定書である日本薬局方（以後、日局方）に示されています。日局方第1～5改正までは、生薬の葛根として収載されておらず、第1～4改正には「澱粉」Amylumの項目に医薬品原料として、カタクリ（山慈姑）と葛が明記されています。また第5改正で「葛澱粉：Amylum Puerariae」として、「米澱粉：Amylum Oryzae」、「馬鈴薯澱粉：Amylum Solani」と共に品目に挙げられ、カタクリは削除されました。かつて葛澱粉は、錠剤の結合剤として他の澱粉に比べ崩壊力が最も良好であることから需要は多く認められましたが、じゃがいもなど安価な素材から作られる澱粉が主流となり、第9改正で削除となっています。一方、市販の葛澱粉と称するものには馬鈴薯澱粉が混入することが多いので、鏡検し確認することが望ましいとされます。

　生薬名葛根（英語名：Pueraria Root、生薬ラテン名：PUERARIAE RADIX）で収載されたのは、日局方第7改正からで、その後最新の第16改正（局方2011年改訂）に至ります。局方には、基原植物、指標成分量、生薬の性状、確認試験、純度試験、乾燥減量、灰分、定量法、貯法が、細かく規定されています。RADIXは根を意味し、薬用部位を示します。葛根の基原植物は第10改正まで、日本産と中国産の2種が記されていましたが、第11改正以降はクズ *Pueraria lobata* Ohwiとして収載されています。前述のように日本産と中国産では基原植物に違いがありますが、経験的薬効に大差がないことから、2種があると記載された期間が存在しています。

　1970年頃の葛根の市場品は、日本産と中国産との2種がありました。日本産はマメ科（leguminosae）のクズ *Pueraria lobata* Ohwi（＝*P. thunbergiana* Benth.）の根で、北海道から本州、四国、九州など全国各地に自生します。当時の薬用葛根は、主に大阪、三重、奈良、富山、福岡の各府県で供給されていました。奈良県葛城山ではかつて年額一万貫（37.5t）、三重県名張方面では五～六千貫（18.8～22.5t）が生産されたようです。同時期の中国産は葛条または甘葛といわれる *P. pseudo-hirsuta* Tang et Wang の根で、植物は異なりますが、植物分類学的にはきわめて近縁種です。中国全土に分布しており、かつては湖南省の安化、衡陽、河南省の信陽、洛陽、広東省の番禺、南海、広西省の貴県、浙江省の安吉、四川省の温江等が産地として知られていました。

　また、日本市場に流通した葛根の性状は、生乾と晒との2品で、さらに板葛根と方剉との2種に調製されていました。その調製は通例、水洗しコルク皮を剥除した後、適当な長さに切断し、さらに板状に縦割し乾燥します。方剉の場合は板葛根をさらに方3mm内外のサイコロ状にカットしたものです。1970年頃の日本市場では、ほとんど日本産の葛根が市販されており、中国産は市場性に乏しいのが現状でした。その後、経済情勢が著しく変化し、近年では日本市場の大半が、中国産に変わっています。

　以下2頁に、生薬「葛根」の概要をまとめました。基本的に日局方に準じますが、原植物の学名や市場動向など、学名の諸説や時系列変遷については必要に応じ、シノニム表記や現状などを加筆しました。詳細については引用文献をご参照ください。

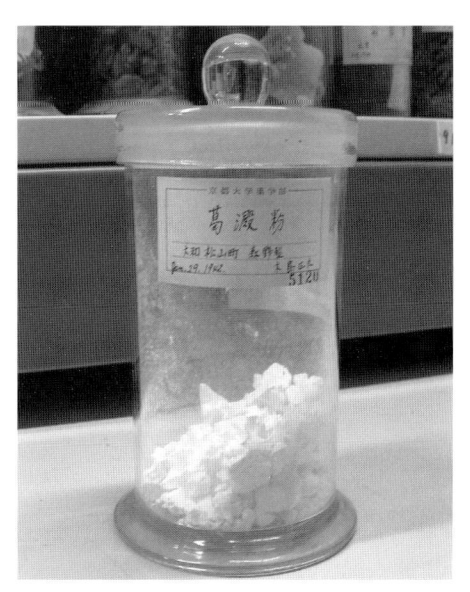

京都大学総合博物館所蔵　葛デンプン（森野製）
1942年時標本資料

日本薬局方収載品における基原植物の変遷

	カッコン	基原植物	葛澱粉	基原植物	カタクリ澱粉	基原植物
初 版			○	*Pueraria Thunbergiana* Benth.（葛）		
改 正			○	*Pueraria Thunbergiana* Benth.	○	*Erythronium dens canis* L.
第三改正			○	*Pueraria Thunbergiana* Benth.	○	*Erythronium dens canis* L.
第四改正			○	*Pueraria hirsuta* Matsum.	○	*Erythronium japonicum* Makino
第五改正			○	*Pueraria hirsuta* Matsum.（クズ）		
第六改正	○	クズ *Pueraria hirsuta* Matsum.	○	クズ *Pueraria hirsuta* Matsum.		
第七改正	○	クズ *Pueraria lobata* Ohwi または *Pueraria pseudo-hirsuta* Tang et Wang ※ *P. hirsuta* Matsum. を採用していたが、本改正で中国産の *P. pseudohisuta* をも収載したのでこれとの区別を明らかにするため、日本のクズを *P. lobata* として規定した。	○	クズ　*Pueraria lobata* Ohwi ※本改正でクズのラテン学名が変更になった。		
第八改正	○	クズ *Pueraria lobata* Ohwi または *Pueraria pseudo-hirsuta* Tang et Wang	○	クズ　*Pueraria lobata* Ohwi		
第九改正	○	クズ *Pueraria lobata* Ohwi または *Pueraria pseudo-hirsuta* Tang et Wang	○	クズ　*Pueraria lobata* Ohwi		
第十改正	○	クズ *Pueraria lobata* Ohwi（*Pueraria pseudo-hirsuta* Tang et Wang）または *Pueraria lobata* Ohwi var. *chinensis*（Benth.）Ohwi ※ *Pueraria lobata* と var. *chinensis* を同一種とすることもあるが、日本産と中国産は異なるということで、中国産に *P. lobata* var. *chinensis* を与える北村の説を採用している。㊥にはもう1種 *P. thomsonii* Benth. を併記しているが、これに基づく生薬は本条の性状記載とやや異なる。				
第十一改正	○	クズ　*Pueraria lobata* Ohwi				
第十二改正	○	クズ　*Pueraria lobata* Ohwi				
第十三改正	○	クズ　*Pueraria lobata* Ohwi				
第十四改正	○	クズ　*Pueraria lobata* Ohwi				
第十五改正	○	クズ　*Pueraria lobata* Ohwi				
第十六改正	○	クズ　*Pueraria lobata* Ohwi				

○は収載されたものを示す
㊥は中華人民共和国薬典を指す

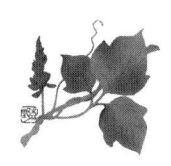

生薬「葛根」の概要

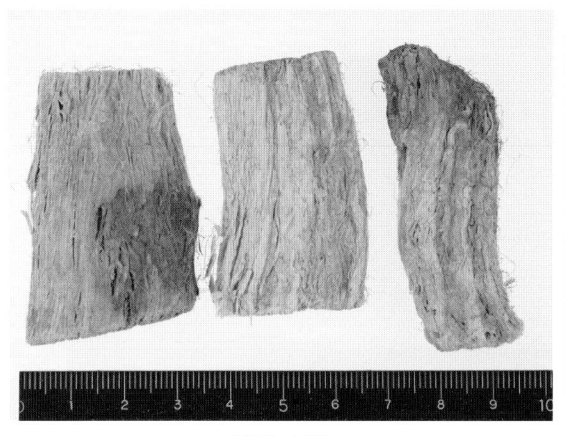

葛根（板）

葛根の主要成分

【基原】クズ *Pueraria lobata* Ohwi（日本）、シナノクズ *P. lobata* Ohwi var. *chinensis* Ohwi または *P. pseudo-hirsuta* Tang et Wang（唐藤）（中国産）の根。日本、中国に産する。古典には5月5日の日中に掘り取ると記されているが、現在は多く冬期に採集されている。また、最新の第16改正では、「本品はクズ *Pueraria lobata* Ohwi（マメ科：Legminosae）の周皮を除いた根。本品を定量するときは、換算した生薬の乾燥物に対し、プエラリン（$C_{12}H_{20}O_9$：416.38）2.0％以上含む」ものとされている。

【原植物】蔓生で多年草の木本。蔓は黄褐色の毛に覆われ、長さ10m位にも伸びて樹上や地面に広がる。根は肉が厚く太くて丈夫で、太いものは人の太股ほどに成長し、長い柄がある三出複葉、中央の小葉の柄は長い。小葉は時に波状に浅く3裂する。葉の両面に毛がある。総状花序は腋生し、豆形の藍紫色〜紫色の花を密につける。果実は豆形で黄褐色の毛に覆われている。

【選品】中国産の中には、粉白色で、澱粉質に富んだものがあるが、これは *P. thomsonii* Benth. に由来する食用葛根で、薬用には適さない。褐色、繊維質で、横断面にはしばしば道管の孔が見える。

【生薬の性状】本品は、通例一辺約0.5cmの不正六面体に切断したもの、または長さ20〜30cm、幅5〜10cm、厚さ約1.0cmの板状に縦割りしたもので、外面は淡灰黄色〜灰白色を呈する。

【成分と薬理】葛根は澱粉10〜14％の他、サポニン（トリテルペン配糖体）：kudzusaponin A1-5、SA1-4など。イソフラボノイド：daidzein（鎮痙作用）genistein、formononetinなど。イソフラボノイド配糖体：daidzein、puerarinなど

【効能】鎮痙、発汗、解熱薬。（中）辛涼解表薬。（葛根湯の効能として知られる項背の強急を治す薬理作用は一成分であるdaidzein ダイゼインに因ることが確認されている。）

【方剤】
　葛根湯は葛根8.0；麻黄・大棗各4.0；桂枝・芍薬各3.0；甘草2.0；生姜1.0（単位g）を常法に従い、煎剤とする。証としては、頭痛、発熱、悪寒するもので、汗のでないもの、また肩がこるもの、下痢するもの、呼吸困難があるもの、身体疼痛するものなど感冒、咳嗽、喘息、気管支炎その他熱性病の初期に用いることは周知の通りである。

【関連生薬】花を葛花と称し酒毒を排する薬物とする。

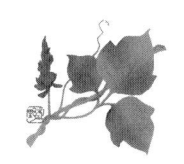

吉野葛の由来

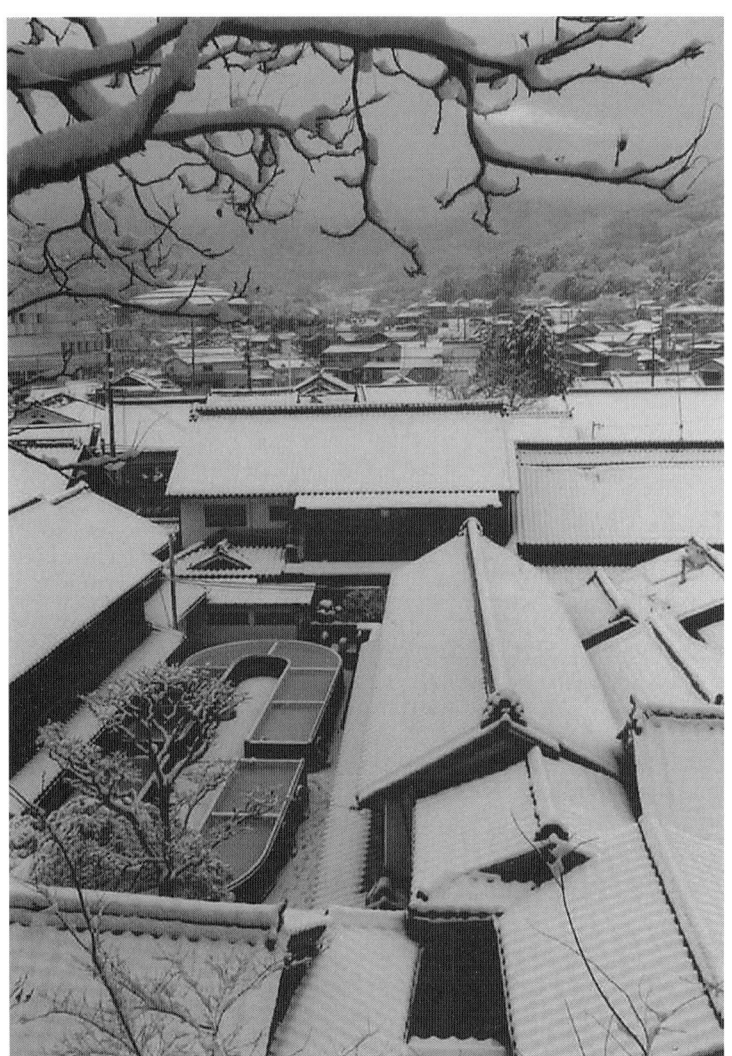

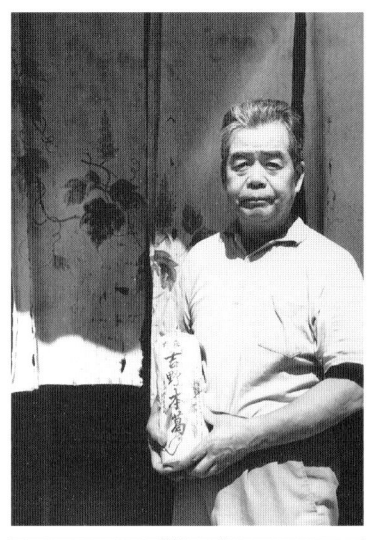

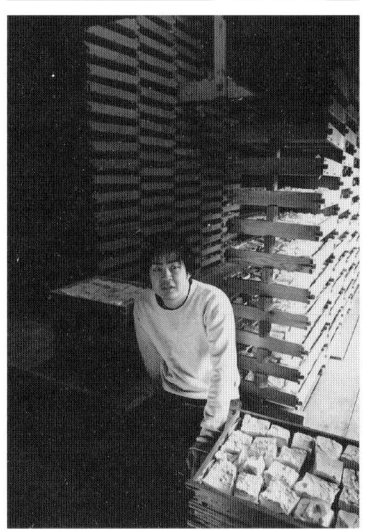

旧薬園内　沈殿槽

森野家第19代当主（上）及び
同第20代当主（下）

　葛粉は、昔から本山葛（京都府）、熊川葛（福井県）、吉野葛（奈良県）、秋月葛（福岡県）などがあります。特に吉野葛は歴史的にも古く、小野蘭山の『重訂本草綱目啓蒙』によれば、「和州芳野山ノ産別テ肥大ナリ……根ヲスリ、シボリ水飛シテ葛根トス、城州ニテハ和州ノ芳野葛ヲ上品トス甚潔白ナリ」と書かれ、品質も上品なものとして知られています。「クズ」という名称も葛の産地、吉野郡国栖の地名に由来するとも言われます。クズは栽培されているのではなく、野生の根を掘り出す多大な労力が必要です。また掘り出した根からの葛粉製造にも手間がかかるため、価格が高くなってしまいます。本葛は他に保田葛（和歌山県）、石見西田葛（島根県）、若狭葛（福井県）、宝達葛（石川県）、伊勢葛（三重県）などがありましたが、現存していません。吉野葛には、一名「与右衛門葛」の名があり、その由来は南北朝に遡ります。南朝の臣、藤原朝臣兵部為定から数代経た森本与右衛門が1600年頃、初めて葛根に滋養分を含むことを知り、葛粉を創製しましたが、この森本与右衛門こそが大和・大宇陀の森野家祖先です。享保年間に森野姓を名乗り、森野藤助賽郭へと継承されていきます。

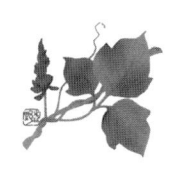

吉野葛の製造（水飛法と寒晒し）

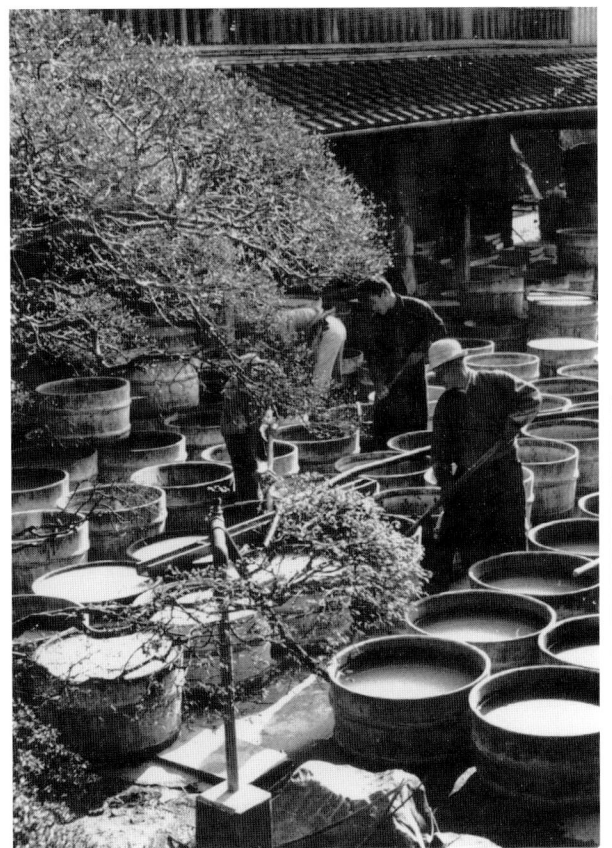

森野家における現在の主な葛製造工程

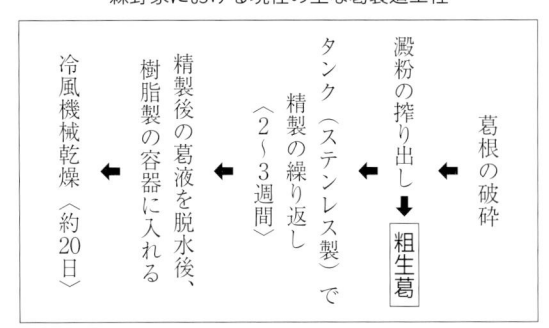

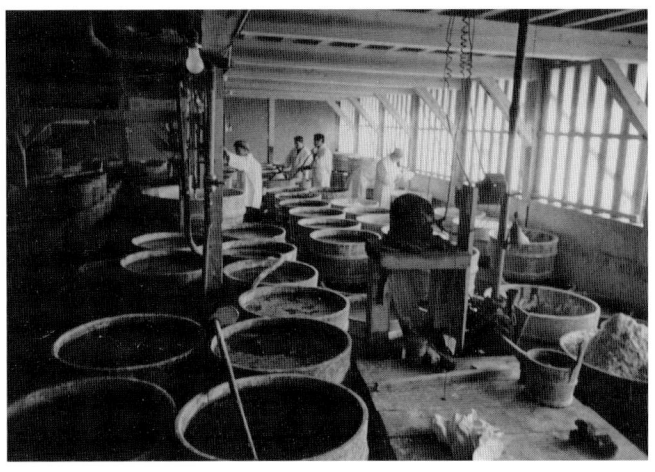

葛根の破砕 → 澱粉の搾り出し → タンク（ステンレス製）で精製の繰り返し〈2〜3週間〉 → 精製後の葛液を脱水後、樹脂製の容器に入れる → 冷風機械乾燥〈約20日〉

粗生葛

水飛法と寒晒し：製造工場の過去の作業風景

　吉野葛の原料とする葛根の採取は通例11月中〜下旬から翌年3〜4月頃です。葛堀業者によると、蔓が青味を帯びて芯のないものが良く、山地、特に深山に野生するものほど、品的に良好とされるようです。蔓が赤みを帯びて芯があるものは澱粉質に乏しく不良とされています。少なくとも1970年頃までは、吉野近隣での原料入手が容易でしたが、現在は不足しており、主に九州地方から原料を調達しています。1932年頃の木村雄四郎氏による吉野葛の製法取材の報告と森野家提供による葛製造工程写真を合わせて紹介します。

　かつて、葛根を平石の上で樫材製の槌を用い繊維質を破壊した後、布袋に入れて生じる粉漿を揉み出し葛屑と分けて桶に集めていました。水を加えて攪拌し、一夜放置すると澱粉は器底に沈殿し層積します。この澱粉を粗葛といいます。一人が一日にこなせる作業量は、生根で12貫（45kg）から20貫（75kg）位で、この作業で得られる粗葛は生根に対して10〜14％内外だったといわれています。この作業は非常に重労働であったと思われます。現在では、粉砕機等を用いて砕いた物をザルに入れ、水槽の中でかき混ぜ、カスと澱粉に分けます。粗葛は樽に入れられて、晒し場に運ばれます。半切という桶の中に入れ、冬の地下水で葛を晒します。最盛期には、数百の桶が作業場一面に並びます。水に溶いて沈殿する作業を十数回にわたり繰り返す水飛法によって精製していきます。まずゴミが除かれ、次に黒色や灰色の部分が取り除かれ、次第に美しくなっていきます。このように葛根から採取した澱粉は、最初土中の不純物を多く含みます。地下水を使用し、攪拌、自然沈殿、排水、加水を2〜3週間にわたり繰り返すことにより不純物は徐々に取り除かれ、白い葛澱粉が現れます。精製の最終段階は、絹布でろ過して放置すること一昼夜の後、上澄みを傾瀉して除

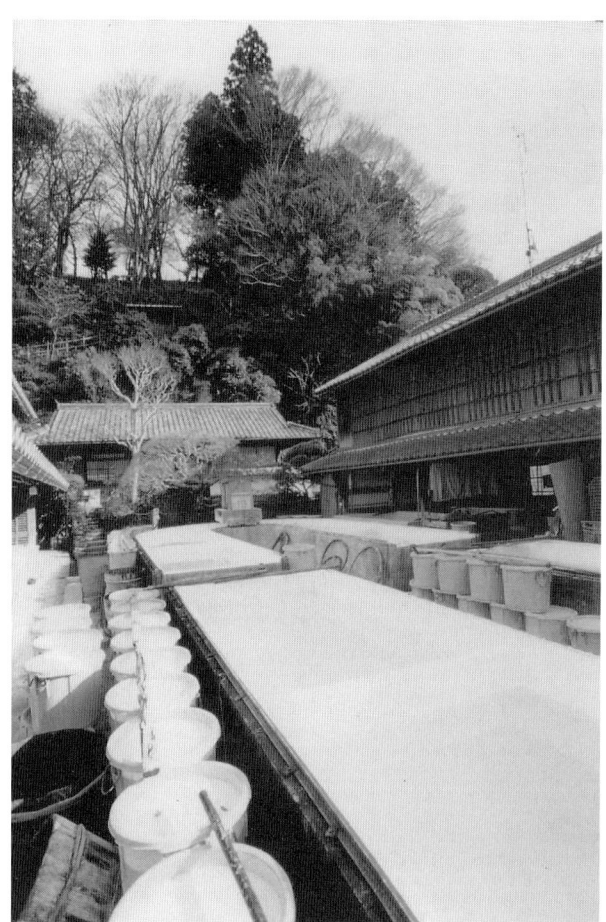

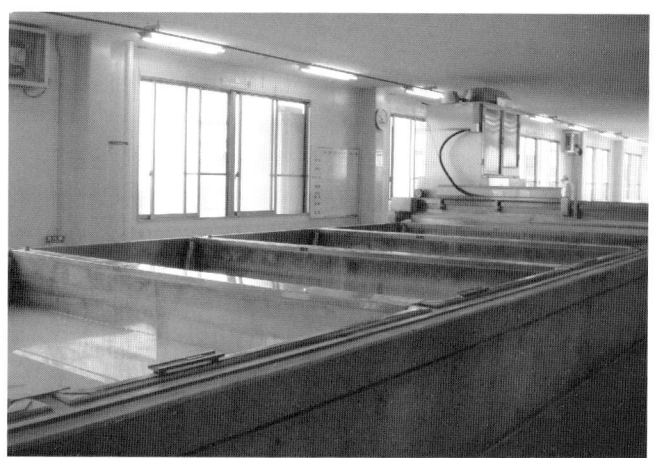

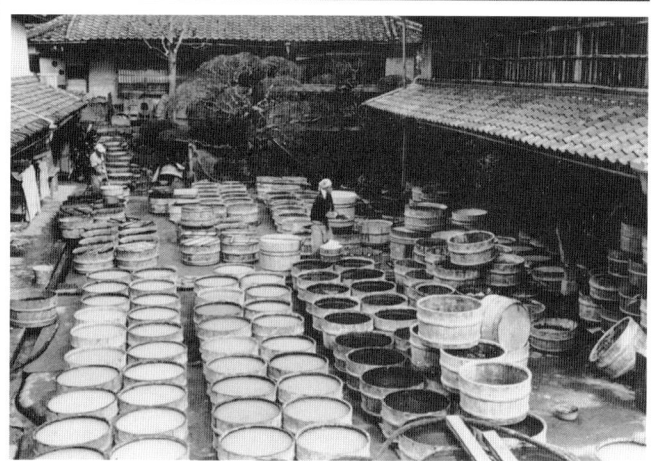

森野吉野本葛本舗、新旧の製造工場の写真。右上は現在の工場内。右下は作業場に、左の馬蹄形の槽が出来る前の風景。

き、水揚げします。桶は時代とともに、大型のポリ容器やコンクリートまたはステンレス製タンクへと変わってきました。この森野吉野葛本舗での製造は、「吉野晒し」または「寒晒し」とも呼ばれ、寒期に地下水のみで精製を行います。当地は清らかで豊富な地下水に恵まれ、冬の冷え込みの厳しい自然を利用して行われる作業です。寒の水が雑菌の繁殖を抑え、非常に繊細でキメの細かい葛澱粉として傷めることなく精製を進めることができます。古来の自然製法を守ることにより澱粉にできる限り負担をかけずに、時間をかけ、ゆっくりと行います。上質の葛粉を作るには、単純作業ですが、手間ひまと根気が必要とされます。

上層を竹箆で掻きとり、檜板製の晒匣上に個割りしたブロック状の塊を並べ、直射日光を避け室内の乾燥場にて風乾します。自然乾燥するには60～90日を要し、精製から乾燥の終了まで約四カ月を要する手間のかかる作業です。冬季以外の時期には斑点を生じるなど品質が不良となるため、冬季に年間の生産を終えます。戦前の製品は通例一貫二百匁（4.5kg）入りの木箱に包装し、年間約一万貫（37.5t）が生産されていました。

このように、国内産の新鮮な葛を原料として、寒冷な気候、清らかな水、自然製法により、本葛特有の繊細さ、滋養、風味が最大限に引き出され、古来重宝される良質の吉野葛となります。製造作業場や器具・装置は近代化されても、水飛法や寒晒しの自然製法による品質管理に対する精神は厳格に守り引き継がれています。現在、吉野本葛は特許庁許可の地域団体登録商標になっています。葛類似品が多く存在するため、商標に「吉野本葛」と表記し、他の澱粉と区別しています。

葛の製造過程（森野家提供）

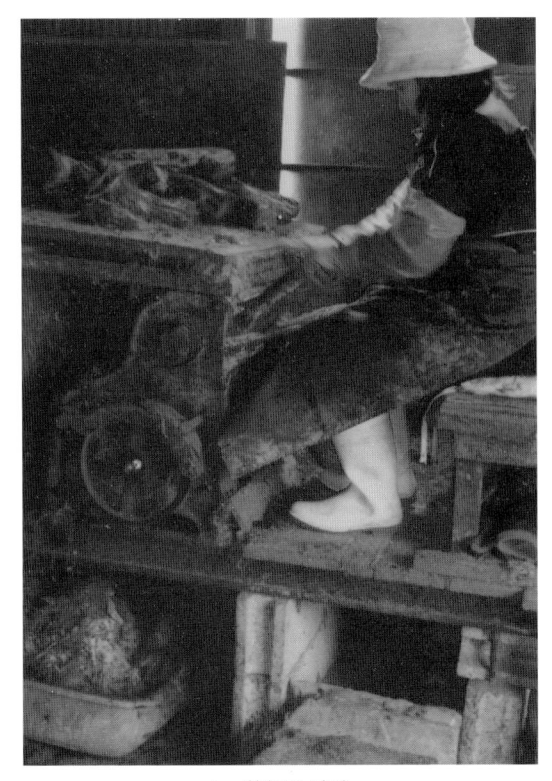

1. 葛根を破砕

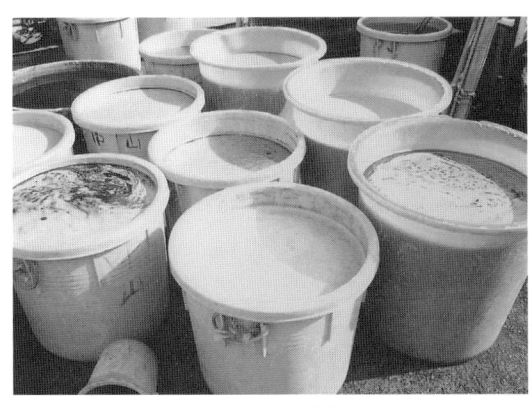

2. 澱粉を抽出

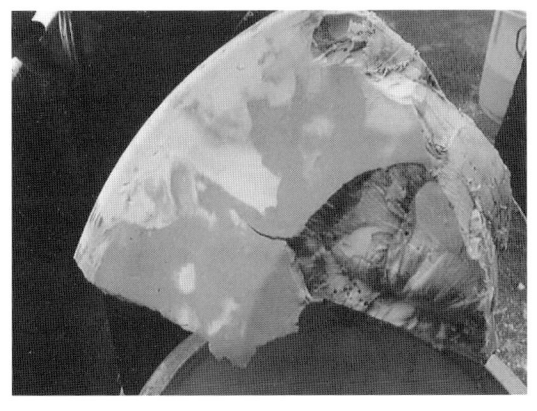

3. 工場に搬入（生葛）

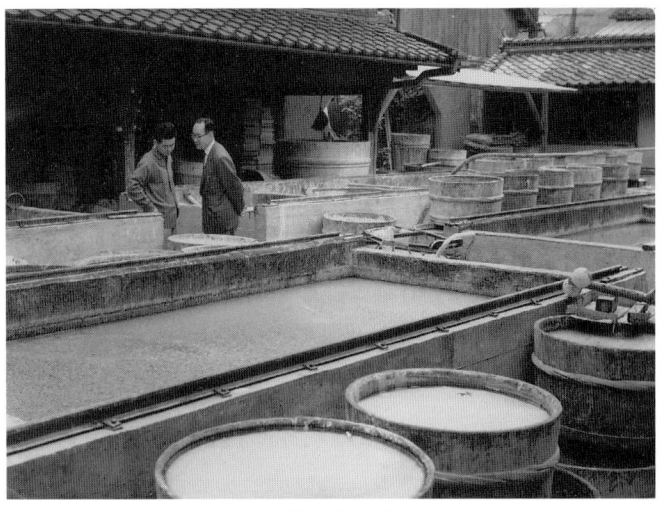

4. 地下水で晒す

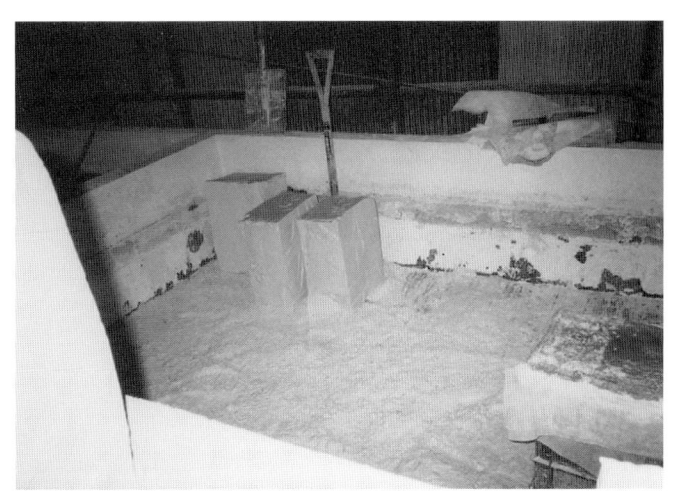

5. 小割作業

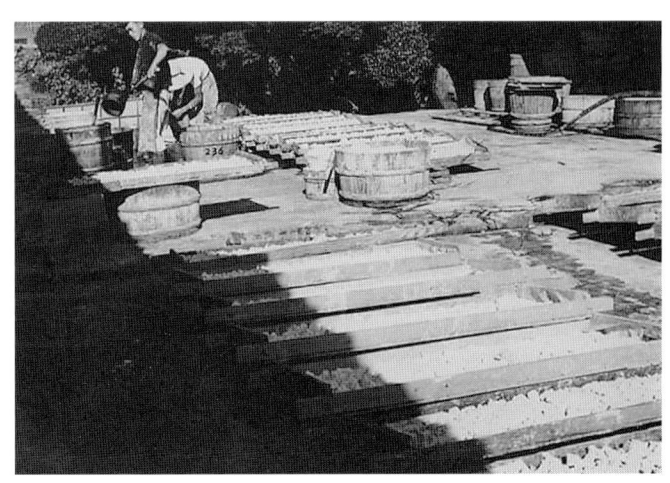

6. 葛の乾燥風景（昭和50年代撮影）

III 松山本草の世界

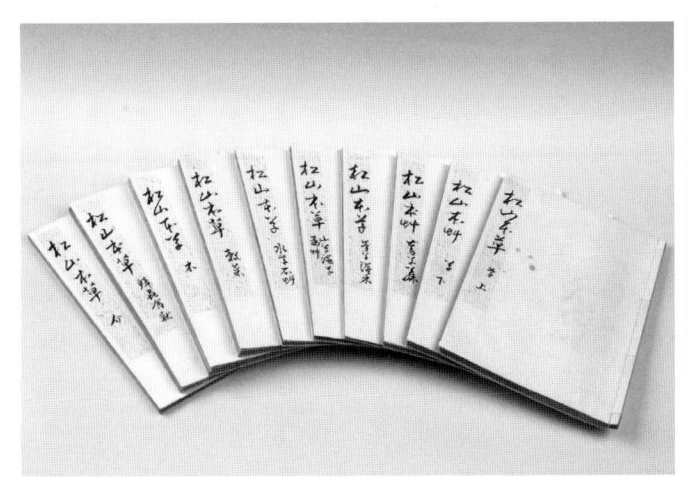

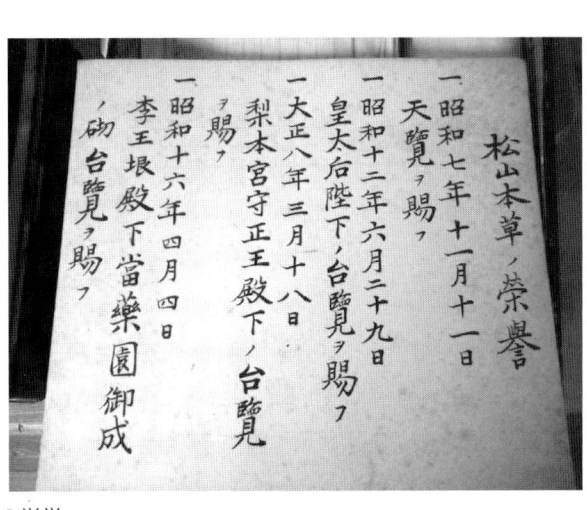

松山本草とその栄誉

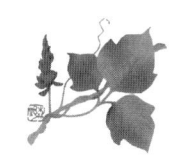

松山本草の世界

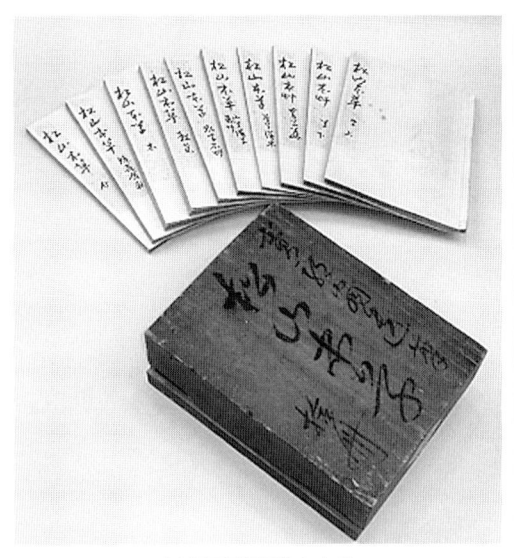

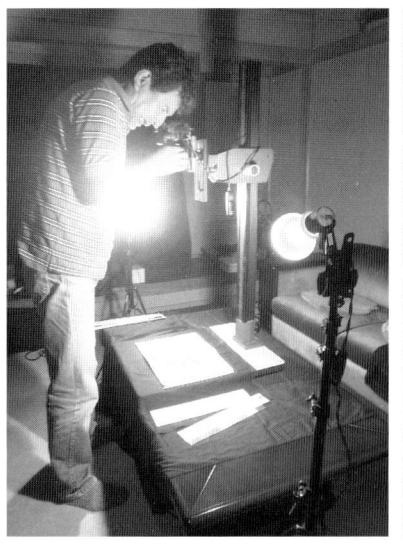

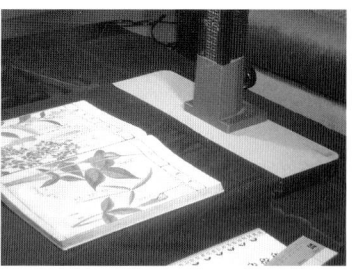

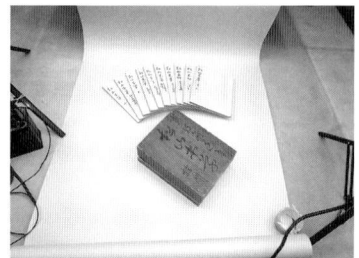

旧薬園所蔵松山本草

森野家における松山本草の撮影風景

　松山本草は縦九寸二分（約28cm）、横六寸七分（約20cm）の和装冊子で、草上（31丁）、草下（30丁）、蔓草藤（26丁）、芳草・灌木（9丁）、山草・湿草・毒草（21丁）、水草・石草（15丁）、殻菜（16丁）、木（30丁）、鱗虫・禽獣（26丁）、介（27丁）の10巻から構成されています。各冊子は本草綱目の綱に類似した自然分類で分けられています。1丁は2頁からなり、通常は1頁に2種の植物が描かれています。基本的に、頁の上部枠内に漢薬名、その下に仮名和名が、また挿図の空白部分に四角で囲まれた開花時期と備考的な語句が添えられた様式となっています。中には、絵のみ描かれた植物も多数存在するため、解析作業は、各図に通し番号（1〜1003）を付し植物一覧を作成しました。描かれた植物の数は、合計702種におよびます。

　それでは分類項目順に、収載されている植物一覧と歴史を彩った薬草の一部（アミカケ部分）をご紹介していきましょう。解説は、記載されている漢薬・仮名和名・異名を参考に、また日本薬局方収載生薬に基づいた基原植物の特徴を記しました。学名の諸説などについては必要に応じ、シノニム表記や現状を加筆しました。鱗虫・禽獣と介の2巻については、それぞれリストと数頁のみを本章最後に付しています。

松山本草リスト（植物）

草上：人参、竹節人参、紫根、益母草、鳶尾、射干、萎蕤、黄精、キミカゲソウ、夏枯草、桔梗、貝母、淫羊藿、黄連、地黄、胡面莽、麦門冬、半夏、水楊梅、狼毒

草下：防風、延胡索、旱藕、白朮、蒼朮、川白朮

蔓草藤：土茯苓、山帰来、菝葜、防已、鉄鞭、天木蓼、馬兜鈴、青木香、金文子、葛

芳草・灌木：金絲楊、ナツツバキ

山草・湿草・毒草：芍薬、牡丹、山韮、石蒜、百合、巻丹、蒲公英

水草・石草：ミヅガシワ、蓮

殻菜：胡蘿蔔、紅花

木：山梔子、五倍子、山茱萸、牡荊樹、玫瑰花、覆盆子、烏臼木、呉茱萸、ナンキンハゼ

松山本草リスト（動物）

鱗虫・禽獣：青蛙、斑猫、蟾蜍、蜈蚣、天牛、虻蟲、蜻蛉、鷹、川原金翅、佛法鳥、廿日鼠、水鼠、白鼠、鼠

介：巻絹、鐵介、山椒、車介

松山本草リスト（植物）

草上

頁	No	生薬名	和　名
1	1	甘　草	アマキ
	2	同	
2	3	黄　芪	ヤワラグサ
3	4	朝鮮初生	ミハヘ
	5	哚初生	同
4	6	朝鮮人参	カノニゲグサ
	7	本朝人参	ヒゲニンジン
5	8	杏葉沙参	トトキ
	9	哚沙参	ツリガネサウ
6	10	同	
	11	同	
7	12	玄　参	ヲノグサ
	13		ムコナカシ
8	14	巴戟天	カキグサ
	15	魚腥草	ジウヤク
9	16	拳　参	エビグサ
	17		シブクサ
10	18	淡竹草	ササグサ
	19	鐵幕草	メドハギ
11	20	大　黄	ヲホノ
	21	羊　蹄	ギシギシ
12	22	酸　桶	アカギシギシ
	23	牛舌大黄	ウシノシタ
13	24	紫　根	ムラサキ
	25	益母草	メハジキ
14	26	鳶　尾	イチハツ
	27	射　干	ヒワウギ
15	28	萎　蕤	アマドコロ
	29	黄　精	同
16	30		
	31		キミカケサウ
17	32	芨　已	フタリシヅカ
	33	白　及	シラン
18	34	兎児産	ハンクワイサウ
	35	鼠尾草	ミゾハギ
19	36	苧　麻	ミヅフデ
	37	赤苧麻	ククリシヤウマ
20	38	落新婦	
	39	雞骨苧麻	アワボ
21	40	鬼臉苧麻	大葉シヤウマ
	41	冬葵子	コアヲキ

頁	No	生薬名	和　名
22	42	同	ゲンジコアヲイ
	43	鐵桿蒿	シユンキク
23	44	羅　勒	メボウキ
	45		ヲニノマユハキ
24	46		ヤクシサウ
	47	澤　蘭	サワアララギ
25	48	菊	
	49	同	
26	50	鶴　虱	ヤブタバコ
	51	鳳仙花	ホネヌキ
27	52	姜　黄	ヤマウコン
	53		
28	54	茵蔯蒿	カワラヨモギ
	55	牡　蒿	ヲトコヨモギ
29	56	機樹草	ワタナ
	57		キジガクシ
30	58	鼠麴草	ホウコヨモギ
	59	白　蒿	ノロヨモギ
31	60	夏枯草	シブトマクラ
	61	桔　梗	アリノヒフキ
32	62	貝　母	ハハグサ
	63	同	
	64		
	65		
33	66	白　薇	フナワラ
	67	雨点兒菜	同
34	68	淫羊藿	イカリ草
	69	同	
	70		
35	71	黄　連	カクミグサ
	72	同	
36	73	補骨脂	イチビ
	74	大　麻	アサ
37	75	蛇　床	ヤブジラミ
	76		ハイトリグサ
38	77	威霊仙	クカイ艸
	78	鬼　臼	ヤグルマ
39	79	地　黄	サウヒメ
	80	胡面莽	センリゴマ
40	81	麥門冬	ジヤウガヒゲ
	82	同	

頁	No	生薬名	和　名
41	83		ハナゲサウ
42	84		ヤマゴンニヤク
	85	蒟　蒻	ボサツサウ
43	86	半　夏	カラスビシヤク
	87		
	88	同	
44	89	藁　本	サワソラシ
	90	土木香	サウモ艸
45	91	黄　芩	ハイシバ
	92	愽洛迴	カジサウ
46	93	半邊蓮	ツルコグサ
	94	同	
47	95	虎耳草	ユキノシタ
	96	旋覆花	ヲグルマ
48	97	白頭翁	ゼガイサウ
	98	雞腿根	カワラサイコ
49	99	菴　閭	ヒキヨモギ
	100	續　断	ヲドリサウ
50	101	大　薊	ヲアザミ
	102	小　薊	メアザミ
51	103	商　陸	ヤマゴボウ
	104	毛　茛	タガラシ
52	105	水楊梅	同
	106	狼　毒	ホメキサウ
53	107	續　隨	スズグサ
	108	紫大戟	ハマヒト
54	109	甘　遂	トフダイグサ
	110	北大戟	スズフリグサ
55	111	剪刀股	
	112	同	
56	113	野萵苣	
	114	白屈菜	クサノヲ
	115	真細辛	クワンスグサ
57	116		ヤマカタバミ
	117	土細辛	キツカウザイシン
58	118	賀茂葵	フタバザイシン
	119	徐長卿	小葉フナワラ
59	120	真　蘭	フジバカマ
	121	山　蘭	同

27

草下

頁	No	生薬名	和名
2	122	羌活	シシウド
	123	獨活	ウド
3	124	防風	ヤマゼリ
	125	同	
4	126	山蒜	ノビル
	127	赤箭	ヌスビトノアシ
5	128	麻黄	イヌドクサ
	129	木賊	トクサ
6	130	水蘇	ジヤカウグサ
	131		
7	132	薄荷	ヲフアラキ
	133	香薷	ナギナタカウジユ
8	134	延胡索	センフ
	135	同咮物	
	136		
9	137	王不留行	カサクサ
	138	胡荽	マニシ
10	139	敗醬	ヲンナメシ
	140	同	ヲトコメシ
11	141	紫菀	シヲン
	142	白菀	同
12	143	兎兒尾苗	トラノヲ
	144		ルリトラ
13	145	苦麻臺	タムラサウ
	146	鴨跖草	ツユクサ
14	147	野苧麻	ノマヲ
	148	海根	ミヅヒキグサ
15	149		クロジ
	150	蕁麻	イラグサ
16	151	茼麻	イチビ
	152		イチビノ一種
17	153	翻白草	
	154	馬鞭草	クマツヅラ
18	155	獨頭蘭	ホクリ
	156	菠母栗	ヒトツボクリ
19	157		一リンサウ
	158	水斗葉	フキ
20	159	款冬	同
	160	虎杖	イタドリ
21	161	藿香	カワミドリ
	162	玄參	ヲシグサ

頁	No	生薬名	和名
22	163	薏苡	八石ムギ
	164		ジユズダマ
23	165	馬蘭	ヲヲアララギ
	166		カルカヤ
24	167	旱藕	カタクリ
25	168	萱草	ワスレグサ
	169	曼陀羅花	朝鮮アサガホ
26	170	火炭母	ヲシロイバナ
	171	金盞草	キンセンクワ
27	172	綬草	モジズリ
	173	水仙	ニハキ
28	174		
	175		
29	176	茈胡	アマアカナ
	177	同大葉	
30	178		ギランサウ
	179	千戟草	
31	180	草籤蓉	ハナヅクシ
	181		カヤミヤウガ
32	182	地筋	カヤ
	183	蕕尾草	カリヤス
33	184		高麗ギク
	185	秋牡丹	クサボタン
34	186	咮胡黄連	トウヤク
	187		
35	188	白朮	赤ヲケラ
	189	蒼朮	白ヲケラ
36	190	川白朮	白ヲケラ
	191	紫花地丁	スミレ
37	192	草龍膽	リンドウ
	193		ハルリンドウ
38	194	金絲梅	ヤマブキサウ
	195		カノコサウ
39	196		
	197		クサフジ
40	198	（蘩菜）	シロヤクモサウ
	199	千日江	
41	200	剪春羅	センノフ
	201	剪夏羅	セン
42	202	剪秋羅	ガンヒ
	203	牛蒡花	

頁	No	生薬名	和名
43	204	覇王樹	サボテン
	205	列當	ツチアキビ
44	206	（秋海棠）	シウカイドウ
	207	削防風	
45	208	馬蹄決明	イタチササギ
	209	草決明	狐ノビンササラ
46	210		
	211		ハナシノブ
47	212	蓖麻	ヒマシ
	213	白葵蘭	タネブリクサ
48	214	黄蜀葵	クサトロロ
	215	茳芒決明	センダイハキ
49	216	野胡蘿蔔	ダルマギク
	217	前胡	ウタナグサ
50	218	兎兒傘	ヤブレガサ
	219		サクラサウ
51	220	蒳蘆	シユロウラン
	221		カラマツサウ
52	222	鬼督郵	ヲトヲトシ
	223		
53	224	毛蓼	ケタデ
	225		サンシヤウ草
54	226	水蓼	ミゾタデ
	227	水紅花	イヌタデ
55	228	葒蓼	アカタデ
	229	蓼藍	アヰタデ
56	230	問荊	スギナ
	231	白茅	ツバナ
57	232	知母	ヤマシ
	233	萹蓄	ニハヤナギ
58	234	雞冠之一種	カラケイト
	235	青葙	ノゲイトゲ
59	236	雞冠	トリサカゲト
	237	同	カラケイト
60	238	雁来紅	モミジゲト
	239	同	
61	240	狗尾草	イノコログサ
	241	狼尾艸	チカラグサ

蔓草藤

頁	No	生薬名	和名
2	242	蘡薁	シラミトリ
	243	紫葛	エビヅル
3	244	土茯苓	カラクサ
	245	琉山歸来	
4	246	菝葜	イビツバラ
	247	防已	ツヅラフヂ
5	248	通草	アキビ
	249	鈎藤	カギヅル
6	250	野線豆	ブンドウ
	251	豌豆	エンドウ
7	252	壷盧	ユウガホ
	253	瓠	カンヒャウ
8	254	牛尾菜	シホデ
	255	水雲艸	チトメクサ
9	256	菟絲子	ネナシクサ
10	257	白牽牛子	アサガホ
	258	同	
11	259	白箭	カカミクサ
	260	黄芪	ヤワラクサ
12	261	猪殃々	カナモグラ
	262	葎草	ヤエモグラ
13	263	赤地利	
	264	鼓時花	ヒルガホ
14	265		
	266		
	267		
15	268	牛蒿	ゲンノシャウコ
	269	牛鼻菜	ハチマンサウ
16	270	連銭艸	カキドフシ
	271	茜草	アカネサウ
17	272	落花生	
	273	刀豆	ナタマメ
18	274	忍冬	スイカヅラ
	275	同菊葉	同

頁	No	生薬名	和名
19	276	何首烏	イハヲコシ
	277	天門冬	スベリグサ
20	278	土卵	カドマブリ
	279	同	ミヅホド
21	280	砕米薺	レンゲバナ
	281	蛇苺	ヘビイチゴ
22	282	威靈仙	ハヲレグザ
	283	千載藁	ツルアマチヤ
23	284	婆々納	ハコベ
	285	黄蘩蔞	キハコベ
24	286	紫蘩蔞	ウシハコベ
	287	馬㼎兒	スズメウリ
25	288	薯蕷	ヒラキモ
	289	同	ジネンジャウ
26	290	百歛	カガミグサ
	291		ジヤカフヅル
27	292	薯蕷	ジネンジャウ
	293	同	ハイダイモ
28	294	黄獨	ケイモノカシウ
	295	甘藷	リウキウイモ
29	296	葡萄	ブドフ
	297	零稍花	ノフゼン
30	298	杠枝歸	イシニカワ
	299	同	ウシノハナヅリ
31	300	百脉根	ミヤコバナ
	301	苜蓿	ヲホノミ
32	302	女青	ヘクソカヅラ
	303		コツヅラ
33	304	穋豆	ヤブマメ
	305	羅摩	カワネクサ
34	306	鉄鞭	クロガネカヅラ
	307	天木蓼	マタタビ
35	308	馬兜鈴	カガキモ
	309	青木香	ガガイモ

頁	No	生薬名	和名
36	310	穭豆	インゲンマメ
	311	白藊豆	シロインゲン
37	312	百部根	ホドヅル
	313		クツワガラミ
38	314	金文子	タマヅサ
	315	葛	クズフジ
39	316	獼猴桃	シラクチ
	317	貢	トキワアキビ
40	318	女萎	トコロ
	319	萆解	ヲニドコロ
41	320	胡椒	ツルザンシヤウ
	321	鐡線	
42	322	絡石	セキダカヅラ
	323	南藤	ムメモドキ
43	324	蒺藜	ハマビシ
	325	酢漿草	スイモノグサ
44	326	北五味子	ワタフジ
	327	南五味子	朝鮮ゴミシ
45	328	白英	ヒヨドリジヤウゴ
	329		サイマメ
46	330	栝樓	カラスフリ
	331	同	カキノサネデ
47	332	越瓜	シロウリ
	333	冬瓜	カモウリ
48	334	苦瓜	ツルレイシ
	335	絲瓜	ヘチマ
49	336	胡瓜	キウリ
	337	西瓜	スイクワ
50	338	壷盧	ヒャウタン
	339	南瓜	ボウブラ
51	340	藤	
	341	モ玉	

芳草・灌木

頁	No	生薬名	和　名
2	342	（椴樹）	
	343		
3	344		
	345		
4	346		
	347		
5	348		
	349		
6	350		
	351		
7	352		
	353		

頁	No	生薬名	和　名
8	354	（金絲楊）	
	355		
9	356		
	357		
10	358		
	359		
11	360		
	361		
12	362	（垂枝海棠）	（スイシカイドウ）
	363		
13	364		
	365		

頁	No	生薬名	和　名
14	366		
	367		
15	368		
	369		
16	370		
	371		
17	372		
	373		
18	374		
	375		
19	376		
	377		

山草・湿草・毒草

頁	No	生薬名	和　名
2	378	白芍薬	ミヤマ
	379	同	カヤノ
3	380	白　箭	
	381	山豆根	イシヤダヲシ
4	382	草荳香	クレノヲモ
	383	伊之牟登	
5	384	紫牡丹	
	385	赤芍薬	カヲヨグサ
6	386		バリン
	387		アヤメ
7	388		
	389		
8	390	通　和	
	391		タカラコ
9	392	山　韮	ニラ
	393	石　蒜	シタコシケ
10	394	百　合	タメトモ
	395	巻　丹	ヒメユリ
11	396		ホホユリ
	397	芎藭	センキウ
12	398	黄花菜	タンホホ
	399	菠薐菜	同
13	400	稀薟	メナモミ
	401	蒼　耳	ヲナモミ
14	402	荊　芥	
	403	格注草	ウラジロ
15	404	烟　草	タバコ
	405	蓍　艸	ハゴロモ

頁	No	生薬名	和　名
16	406	玉　簪	ギボウシ
	407	白　芷	ヨロイクサ
17	408	一種白芷	ハナクルマ
	409	景　天	ベンケキサウ
18	410	當　歸	ヤマゼリ
	411		ボタンナ
19	412	香附子	
	413		カヤツリグサ
20	414	劉寄奴	ヲトギリサウ
	415		クサビヤウ
21	416	苦　辛	クララ
	417		アヅマギク
22	418		キンエビ
	419	家包牡丹	ケマンサウ
23	420	飛　廉	ヒレアザミ
	421	山萵苣	シチジウサウ
24	422		クサシモツケ
	423	（鉋鐸人参ノ一種）	ホタルバナ
25	424	藜蘆一種	ユキワリノリロ
	425	萬載青	ヲモト
26	426	水壷蘆苗	シヤジクサウ
	427		ヲキナグサ
27	428	金燈篭	ホウズキ
	429		小葉ギボフシ
28	430	角蒿一種	フジナデシコ
	431		カウワウサウ
29	432	馬先蒿	ホラガイサウ

頁	No	生薬名	和　名
29	433		フヤウ
30	434	牛　膝	イノコヅチ
	435	真	同上品
31	436	社　若	ヤマミヤウガ
	437	良　姜	ヤマシヤウガ
32	438		キンバイサウ
	439		ヲダマキ
33	440		ヤハズサウ
	441	丈　菊	ヒグルマ
34	442	伊吹艾葉	エモギグサ
35	443	エレン草	
	444	車　前	ヲバコ
36	445		ムカゴニンジン
	446	三七草	ミツヨツバ
37	447	附　子	トリカブト
	448	秦　艽	トガリグサ
38	449	紫　蘓	シソ
	450		アヲジソ
39	451	瞿　麥	ナデシコ
	452		セキチク
40	453		
	454		
41	455	劉寄奴	ヲトギリサウ
	456		クサビヤウ
42	457		キクチサ
43	458	馬先蒿	ホラガイサウ
	459	三七艸	サンシチサウ

水草・石草

頁	No	生薬名	和名
2	460	石菖	大葉セキシヤウ
2	461	白昌	セキシヤウブ
3	462	三稜	カワスゲ
3	463	茨実	ヲニバス
4	464	菱	ヒシ
4	465	三白草	カタシログサ
5	466	鶴菜	サギサウ
5	467	菰	コモグサ
6	468	水葱	フトイ
6	469	龍常草	トフシンサウ
7	470	葭	ヨシ
7	471	蘆	アシ
8	472		ミヅガシワ
8	473	蓮	ハス
9	474	金蓮	アサザ
9	475	杏菜	同
10	476	水慈菇	クワイ
10	477	荸脐	クログワイ
11	478	水萵苣	カワチサ
11	479	社若	カキツバタ

頁	No	生薬名	和名
12	480		テナガザル
12	481	浮薔	ナギ
13	482	浮萍	ニシキグサ
13	483	萍蓬草	カハホネ
14	484	三白草	カタシログサ
14	485	菱	ヒシ
15	486	鶴菜	サギサウ
15	487	菰	コモグサ
16	488	水桔梗	サワギキヤウ
16	489	十字菜	デンジサウ
17	490	海燕	イソツビ
17	491	似組	ミル
18	492	蘚草	アギナシ
18	493	穀精艸	ホシグサ
19	494		イハチサ
19	495	石斛	セツコク
20	496	天冬青	ヒルムシロ
20	497	香蒲	ガマ
21	498		マンネンサウ

頁	No	生薬名	和名
21	499	節々菜	
21	500		
22	501	赤頭	タシヤウブ
22	502	江籬	サワゼリ
23	503	石長生	カペレヘネリス
23	504	石長生一種	
24	505	雞足艸	トリアシ
24	506	螺厴	イワマメ
25	507	石葦	ヒトツバ
25	508	金星草	カラヒトツバ
26	509		タマノヲ
26	510		ボウラン
27	511		ヤシヤビシヤク
27	512		イワナシ
28	513	水晶	スイシヤウ
28	514	松	マツ
29	515	石決明	アワビ
29	516	石鐘乳	チチイシ
31	517		
31	518		

殼菜

頁	No	生薬名	和名
2	519	粟	アワ
2	520	穄子	ヒエ
3	521	蕎麦	ソバ
3	522	黍	キビ
4	523	蜀黍	トウキビ
4	524	荻蔗	サトウキビ
5	525		ナンバキビ
5	526	蓼	アサゴタデ
6	527	白芥	カラシ
6	528	油菜	コナ
7	529		ゴマ
7	530		ケシ
8	531	薺菜	ナズナ
8	532	甜葶藶	ヲナズナ
9	533	草石蒜	チヨロギ
9	534	蓉葱	ハニンニク
10	535	藜	アヲザ
10	536	紅心藜	アカザ
11	537	胡葱	ワケギ
11	538	葱	ネブカ
12	539	薤薑	ラツキヨ
12	540	龍爪葱	シマネブカ

頁	No	生薬名	和名
13	541	細葉萵苣	チシヤ
13	542		トウヂヤ
14	543	牛尾菜	
14	544	水芹	セリ
15	545	馬歯莧	スベリヒユ
15	546	獨帚	ホウキグサ
16	547	毛連菜	カウゾリナ
16	548	鐵稈蒿	ヨメナ
17	549	蕃椒	トガラシ
17	550	蕹菜	ハマナ
18	551	狼牙	ダイコンサウ
18	552	龍牙	コマツナギ
19	553	草蓮艸	
19	554		
20	555	蔊菜	ワサビ
20	556	大蒜	ニンニク
21	557	防葵	ハマボウフウ
21	558		カワヂサ
22	559	茄子	ナスビ
22	560	鹹蓬	マツナ
23	561	蓼	タデ
23	562	見腫消	スイゼンサウ

頁	No	生薬名	和名
24	563	青莧	ヒユ
24	564	紫莧	アカビユ
25	565	三葉芹	ミツバ
25	566	四葉芹	ヨツバ
26	567	胡蘿蔔	ニンジン
26	568	紅花	ベニバナ
27	569	蘘荷	ミヤウガ
27	570	生姜	シヤウガ
28	571	木耳	キクラゲ
28	572	馬勃	ツチグリ
29	573	狗舌草	サワヲグルマ
29	574	百合	ヤマユリ
30	575	松露	ムギシヤウロ
30	576	同	コメシヤウロ
31	577		
31	578		ネズミアシ
32	579	松蕈	マツタケ
32	580		シメジ
33	581	石耳	イワタケ
33	582	蘑菇蕈	ミドリタケ

木

頁	No	生薬名	和名
2	583	楠	クス
	584	桂	ニッケイ
3	585	松	マツ
	586	杉	スギ
4	587	厚朴	ホウ
	588	海桐	ヲダラ
5	589	巵子	クチナシ
	590	五倍	フシノキ
6	591	金櫻子	ヤマムバラ
	592	酸棗	ヤマナツメ
7	593	山茱萸	ヤマグミ
	594	同物	
8	595		
	596	牡荊	
9	597		アジサイ
	598	土常山	アマチヤ
10	599	玫瑰花	ハマナス
	600	覆盆	キイチゴ
11	601	枇杷葉	ビハ
	602	大棗	ナツメ
12	603	郁李	コムメ
	604	使君	カラクチナシ
13	605	山査	サルナシ
	606		
14	607		
	608	析傷木	
15	609		
	610		
16	611		
	612		
17	613		トウセンダン
	614		和センダン
18	615	枸骨	イラギ
	616		ヒラギナンテン
19	617		イヌサンザシ
	618		トリモチギ
20	619	欒華	ムクロジ
	620	無患子	ボダイジユ
21	621		
	622		

頁	No	生薬名	和名
22	623		
	624		
23	625		
	626		
24	627	（橳）	
	628		
25	629		
	630		
26	631		
	632		
27	633		
	634		
28	635		
	636		
29	637		
	638		
30	639	（捲柑）	（サボン）
	640		
31	641	（代々）	
	642	（柚秀花）	
32	643		
	644		
33	645		
	646		
34	647		
	648		
35	649		
	650		
36	651		
	652	蘗木	キワダ
37	653		
	654		
38	655		
	656		
39	657		
	658		
40	659		
	660		
41	661		
	662		

頁	No	生薬名	和名
42	663		
	664		
43	665		
	666		
44	667		
	668		
45	669		
	670		
46	671		
	672		
47	673		
	674		
48	675		
	676		
49	677		
	678		
50	679		
	680		
51	681		
	682		
52	683		
	684		
53	685		
	686		
54	687		ツクハネ
	688	紫金牛	ヤブカウジ
55	689	平地木	カラタチバナ
	690		センリヨ
56	691	（鬼箭）	ニシキギ
	692		サンシヤウ
57	693	山茶	チヤ
	694		カイドウ
58	695		
	696		
59	697		
	698		
60	699		
	700	（譲葉）	
61	701		
	702		

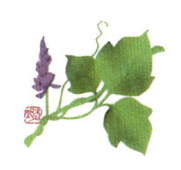

松山本草図譜抄録　森野旧薬園原植物

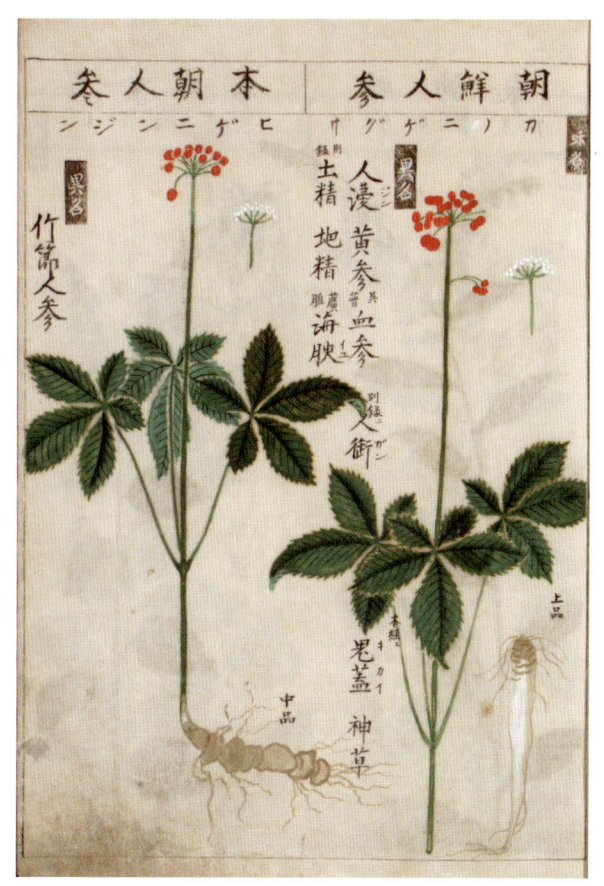

草上　4頁

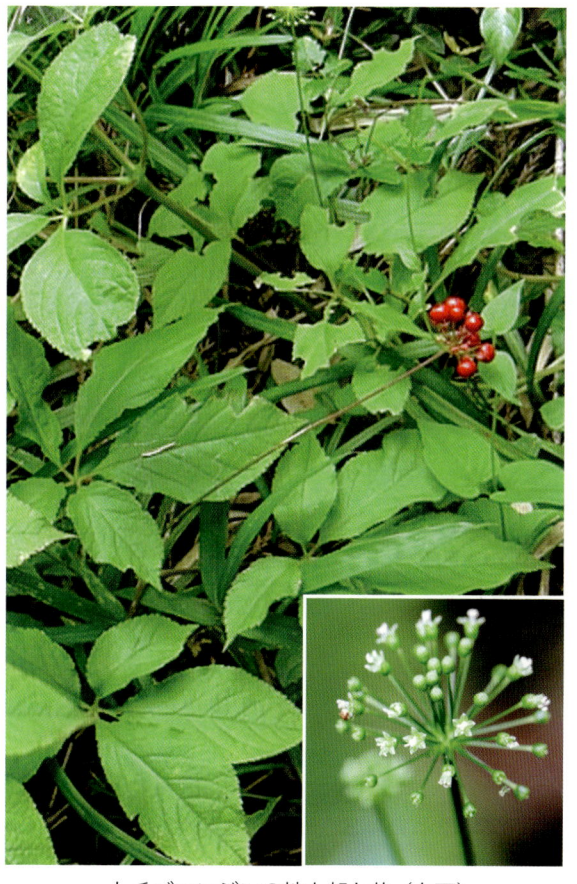

トチバニンジンの地上部と花（右下）

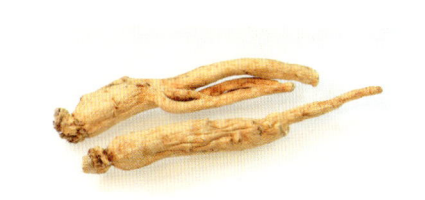

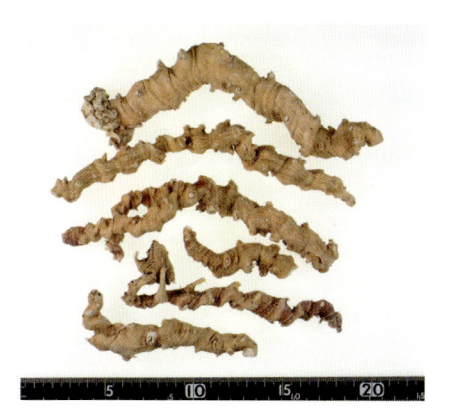

人参

竹節人参

6　朝鮮人参
生薬名：ニンジン　人参
生薬ラテン名：GINSENG RADIX
基原：ウコギ科（Araliaceae）オタネニンジン
　　　Panax ginseng C. A. Meyer
　　　（= *Panax schinseng* Nees）の根
原植物：中国東北部、朝鮮半島原産の多年生草本。頂部にほぼ1葉ずつ年ごとに増す葉を数葉仮輪生する。

7　本朝人参
生薬名：チクセツニンジン　竹節人参
生薬ラテン名：PANACIS JAPONICI RHIZOMA
基原：ウコギ科（Araliaceae）トチバニンジン
　　　Panax japonicas C. A. Meyer の根茎
原植物：日本特産で北海道、本州、四国、九州の山地に自生する多年生草本。根茎は結節があり、地中を長く横走する。

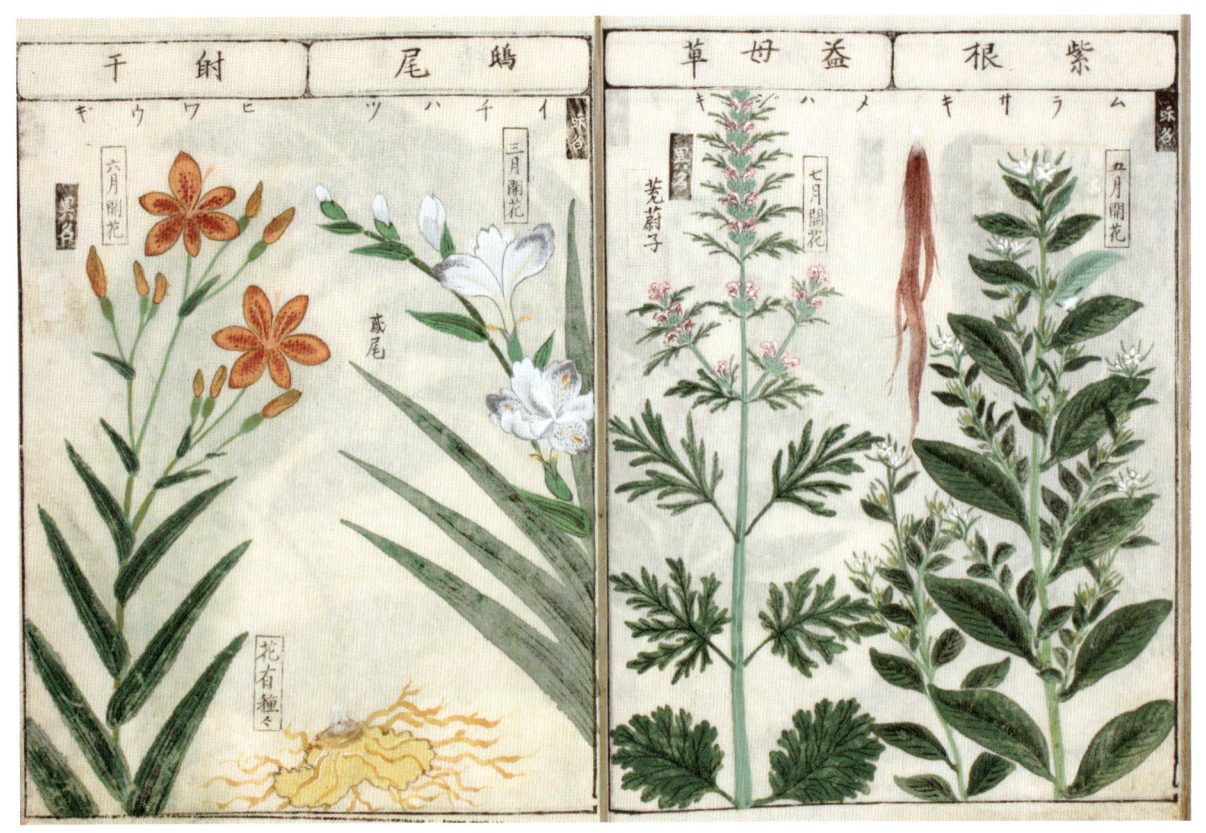

草上　13-14頁

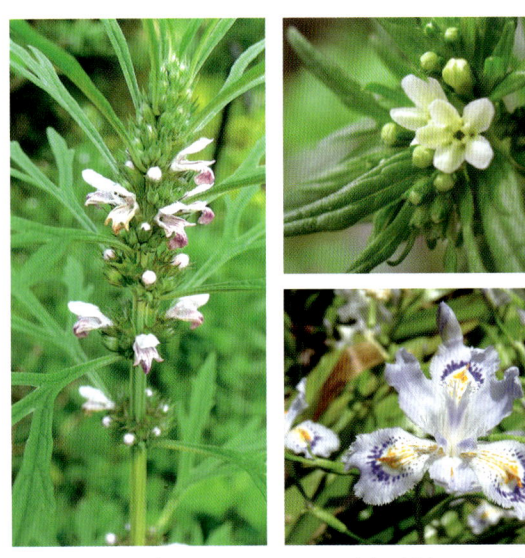

24　紫根
生薬名：シコン　紫根
生薬ラテン名：LITHOSPERMI RADIX
基原：ムラサキ科（Boraginaceae）ムラサキ *Lithospermum erythrorhizon* Siebold et Zuccarini の根。
原植物：茎は直立で葉は互生につく。葉のつけねの葉状の包葉の間に白い花が咲く。

25　益母草
生薬名：ヤクモソウ　益母草
生薬ラテン名：LEONURI HERBA
基原：シソ科（Labiatae）メハジキ *Leonurus japonicus* Houttuyn 又は *L.sibiricus* L. の花期の地上部。
原植物：中国（江蘇、浙江省など）、日本などに産する。

26　鳶尾
原植物：アヤメ科（Iridaceae）シャガ *Iris japonica* Thunb. 地下に短く分岐する黄色の根茎がある。

27　射干
生薬ラテン名：BELAMCANDAE RHIZOMA
基原：アヤメ科（Iridaceae）ヒオウギ *Belamcanda chinensis*（L.）DC. の根茎。
原植物：インド北部から日本にいたる東アジア各地に自生または栽培される。橙色の花で内側に暗赤色の斑点がある。

メハジキ　　ムラサキ（上）・シャガ（下）

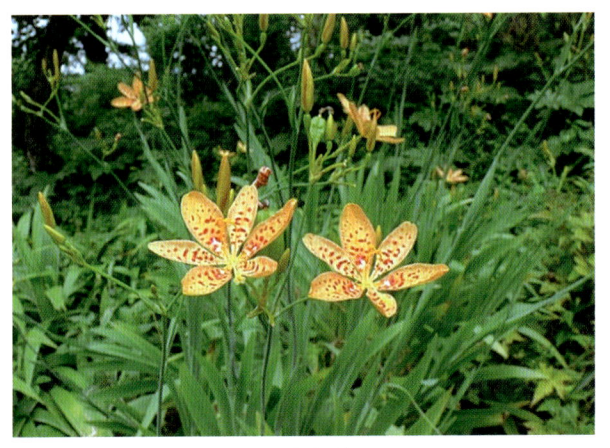

ヒオウギ

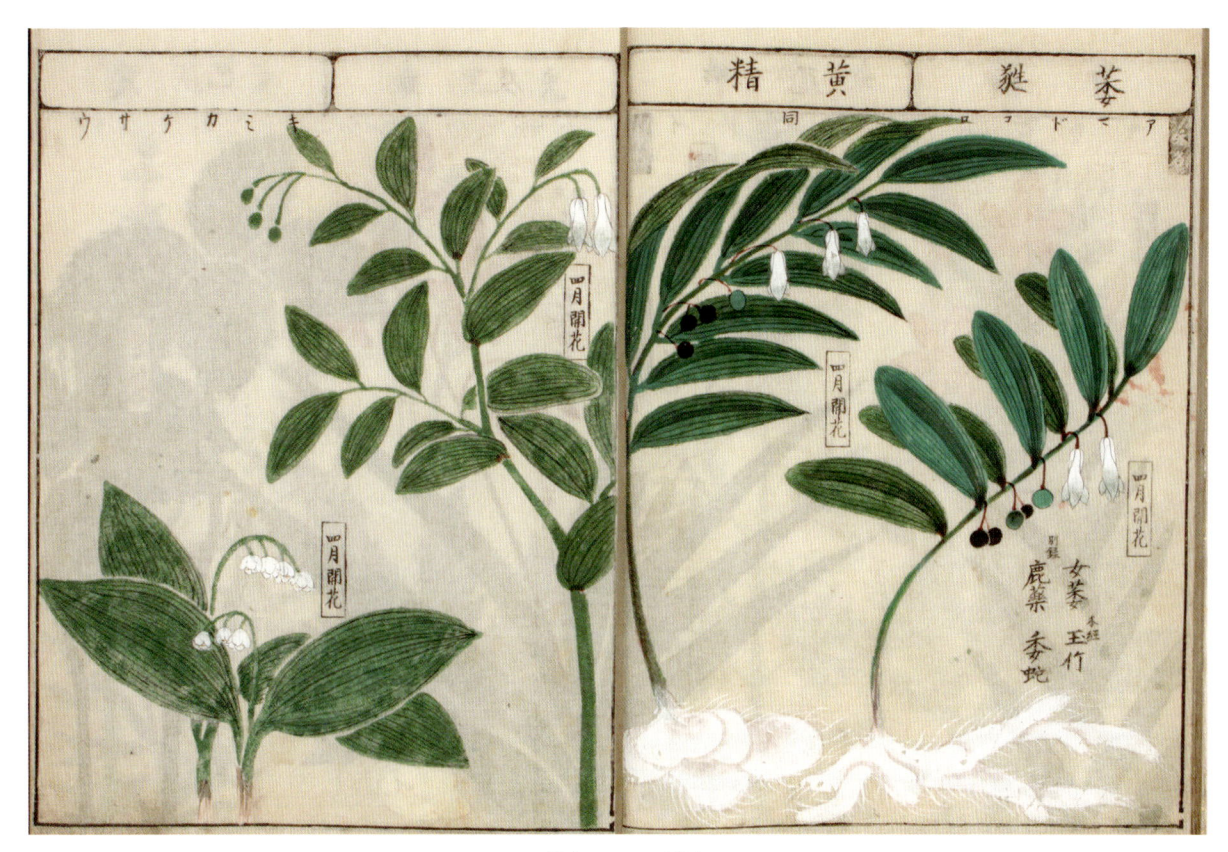

草上　15-16頁

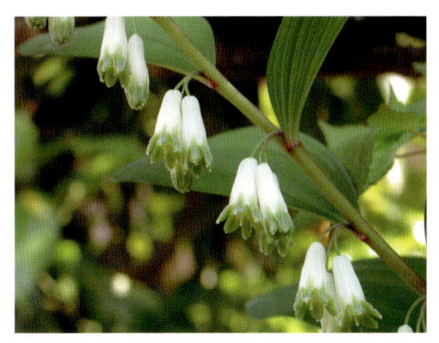

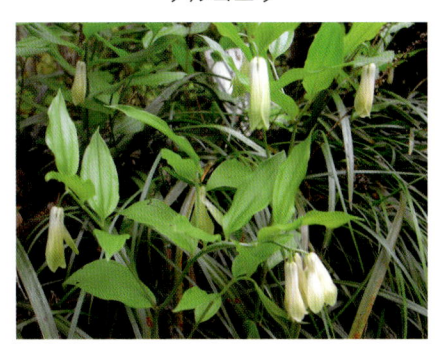

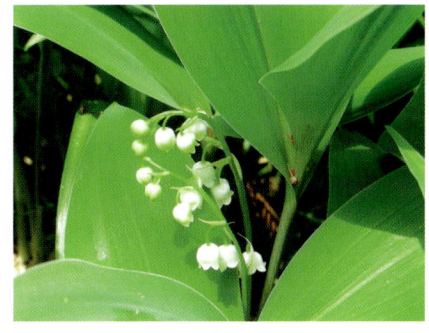

28　萎蕤
原植物：ユリ科（Liliaceae）アマドコロ *Polygonatum odoratum* Druce var. *pluriflorum* Ohwi. 茎は弓状に曲がり、花筒は白色。液果は球形で黒紫色に熟す。黄精の関連生薬として、同属の小型植物は萎蕤(いずい)として利用され、黄精と混同されることがある。

29　黄精
生薬名：オウセイ　黄精
生薬ラテン名：POLYGONATI　RHIZOMA
基原：ユリ科（Liliaceae）ナルコユリ *Polygonatum falcatum* A. Gray、カギクルマバナルコユリ *P. sibiricum* Redoute, *P. kingianum* Collett et Hemsley 又は *P.cyrtonema* Hua の根茎。
原植物：根茎は太く、節間は短い。茎の上部は弓状に曲がる。花は葉腋に垂れ下がる。

30　名称無記載
原植物：ユリ科（Liliaceae）ホウチャクソウ *Disporum sessile* Don.　枝の端に短い柄がある花が垂れて咲く。

31　キミカケサウ
原植物：ユリ科（Liliaceae）スズラン *Convallaria keiskei* Miq. 茎は葉の高さよりも低く、頂上部に白い小花が咲く。別名：キミカゲソウ

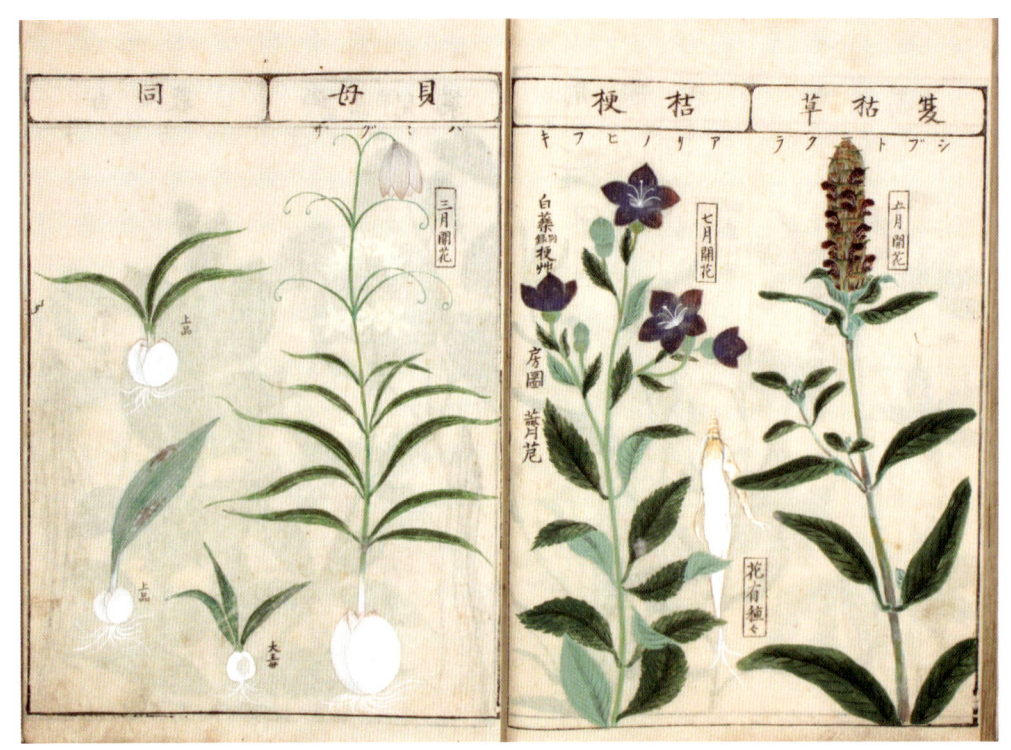

草上　31-32頁

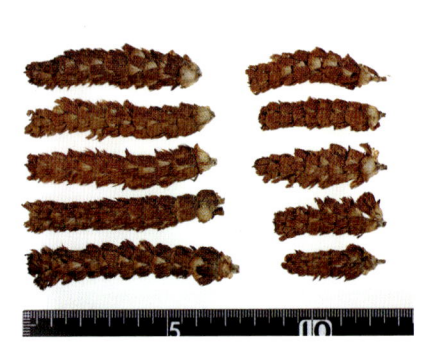

60　夏枯草
生薬名：カゴソウ　夏枯草
生薬ラテン名：PRUNELLAE SPICA
基原：シソ科（Labiatae）ウツボグサ *Prunella vulgaris* Linne var. *lilacina* Nakai の花穂
原植物：日本、朝鮮半島、台湾、中国に広く分布する多年生草本。

夏枯草

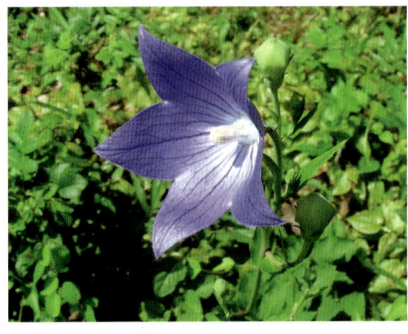

61　桔梗
生薬名：キキョウ　桔梗
生薬ラテン名：PLATYCODI RADIX
基原：キキョウ科（Campanulaceae）キキョウ *Platycodon grandiflorm* A. De Candolle の根。
原植物：日本各地、朝鮮半島から中国東北部に自生する多年生草本。花は青紫色で茎頂付近に数個咲く。

キキョウ

62-65　貝母
生薬名：バイモ　貝母
生薬ラテン名：FRITILLARIAE BULBUS
基原：ユリ科（Liliaceae）アミガサユリ *Fritillaria verticillata* Willdenow var. *thunbergii* Baker のりん茎
原植物：中国原産で、我国に薬用として導入された多年生草本。

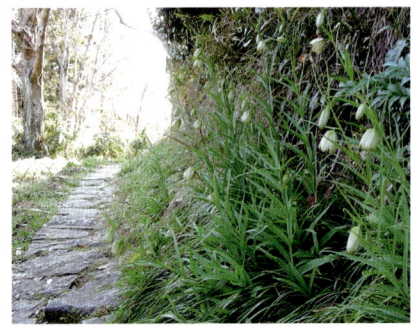

アミガサユリ

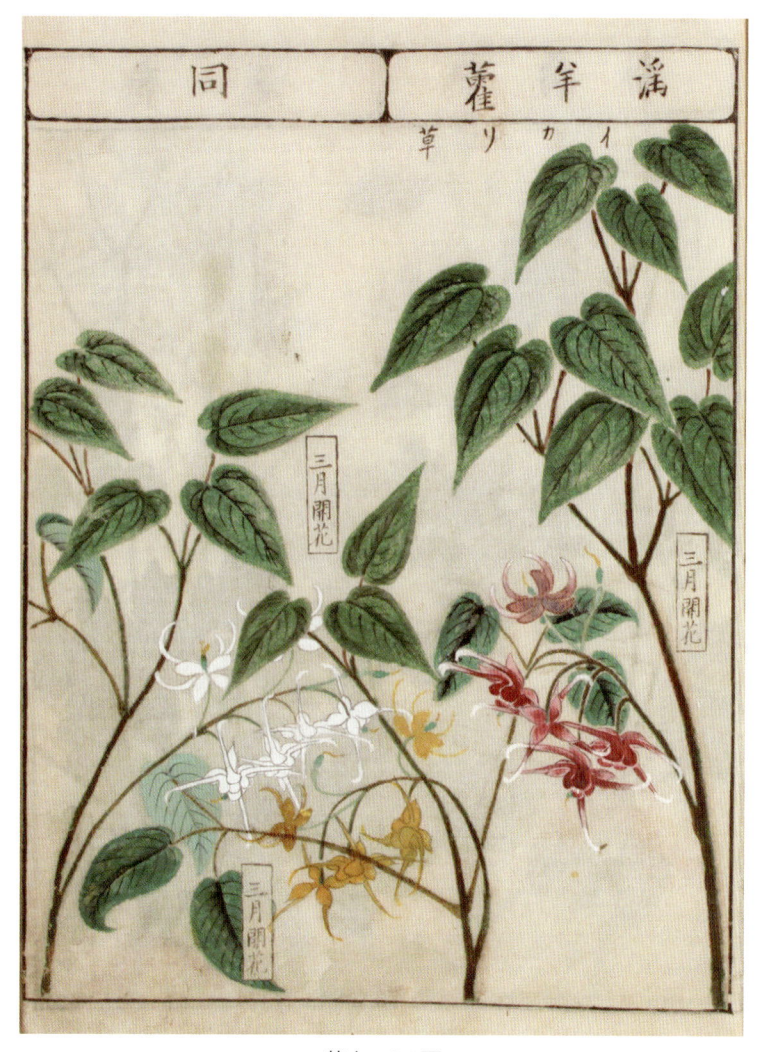

草上　34頁

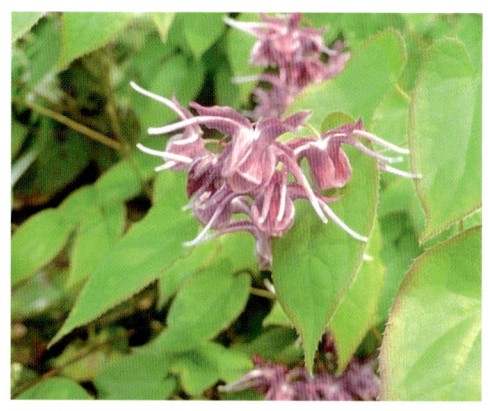

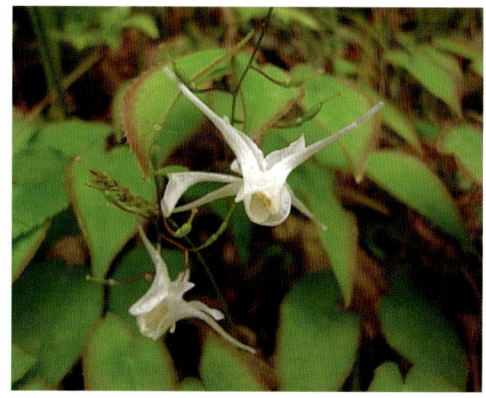

イカリソウ（広義）

68-70　淫羊藿

生薬名：インヨウカク　淫羊藿

生薬ラテン名：EPIMEDII HERBA

基原：メギ科（Berberidaceae）*Epimedium pubescens* Maximowicz, *E. brevicornu* Maximowicz, *E. wushanense* T. S. Ying、ホザキイカリソウ *E.sagittatum* Maximowicz、キバナイカリソウ *E. koreanum* Nakai、イカリソウ *E. grandiforum* Morren var. *thunbergianum* Nakai、トキワイカリソウ *E. sempervirens* Nakai などの地上部。夏、秋に葉を採集する。日本では習慣的に地下部が薬用にされてきた。

原植物：常緑あるいは夏緑性の多年生草本。葉は2出あるいは3出の複葉で、通常縁に刺毛がある。春にイカリに似た花を咲かせる。ホザキイカリソウは中国原産の常緑多年生草。キバナイカリソウは中国東北部、朝鮮半島、日本北部に自生する。イカリソウは日本では本州に自生し、トキワイカリソウは日本では中部以西の日本海側に自生する。

草上 35頁

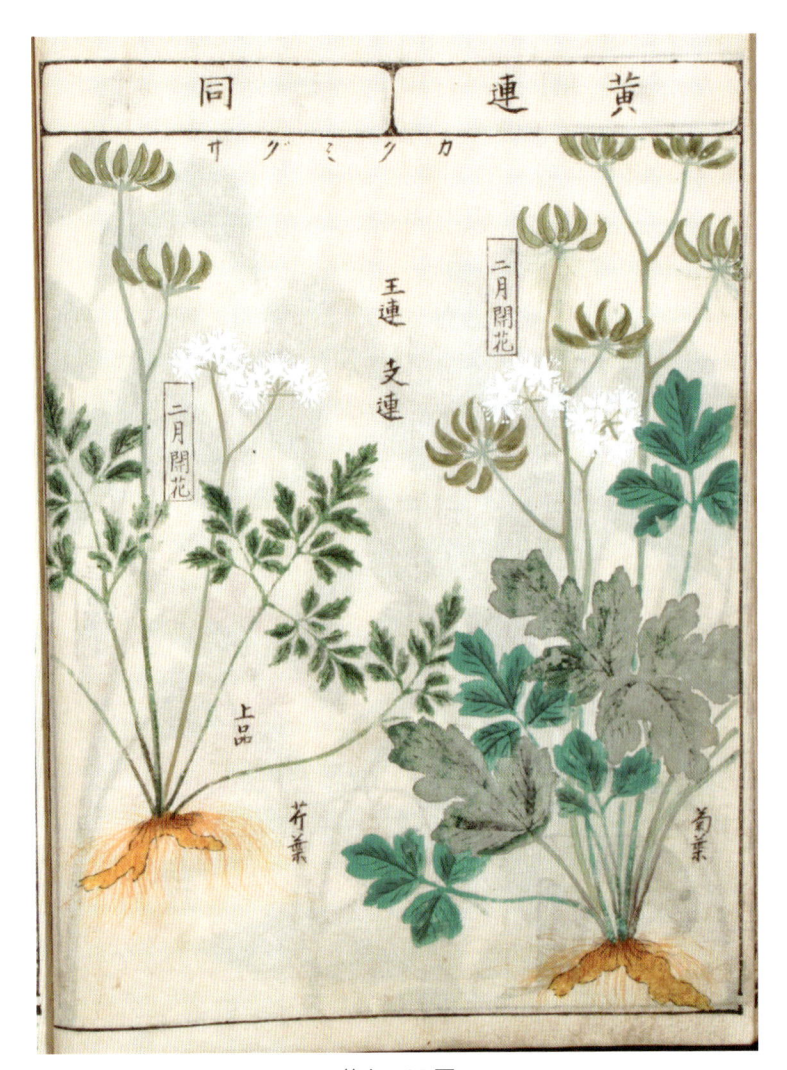

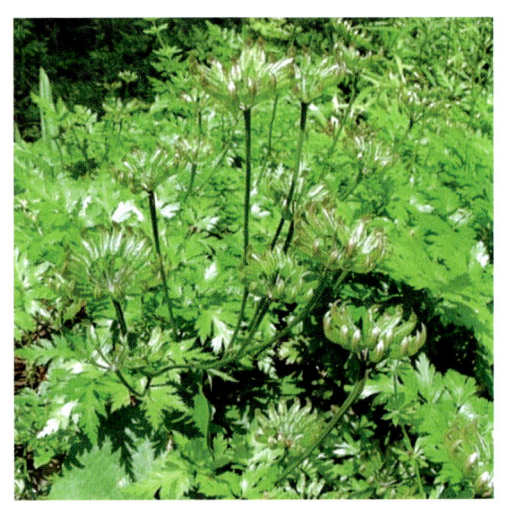

果実

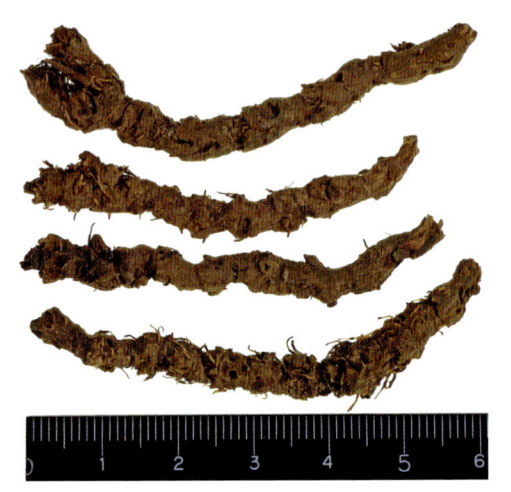

黄連（越前）

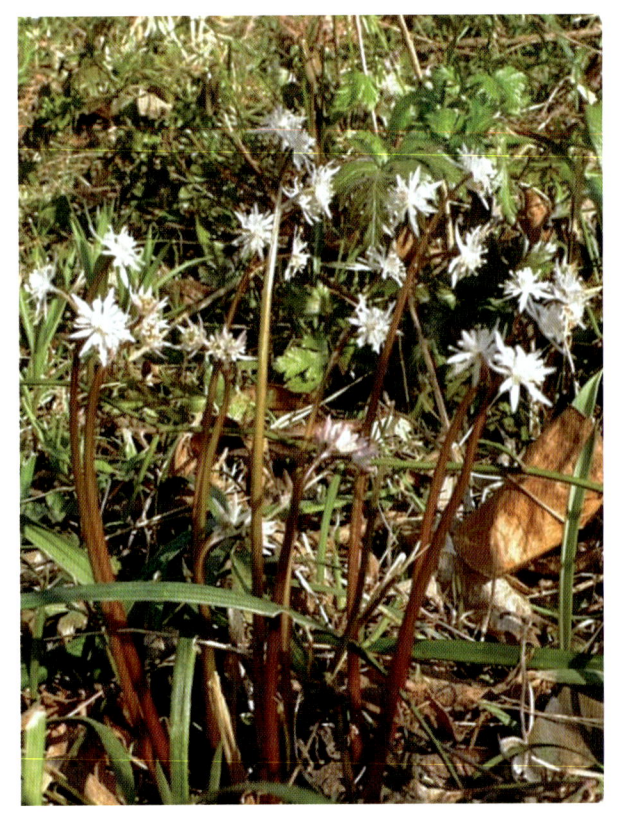

セリバオウレン

71・72　黄連

生薬名：オウレン　黄連

生薬ラテン名：COPTIDIS RHIZOMA

基原：キンポウゲ科（Ranunculaceae）オウレン *Coptis japonica* Makino, *C. chinensis* Franchet, *C. deltoidea* C. Y. Cheng et Hsiao, *C. teeta* Wallich の根をほとんど除いた根茎。

原植物：オウレンは日本の山地の樹下に自生し、小葉の分裂の程度が異なるキクバオウレン *C. japonica* Makino var. *anemonifolia* H. Ohba、セリバオウレン *C. japonica* Makino var. *major* Satake、コセリバオウレン *C. japonica* Makino var. *japonica* の3変種がある。

備考：日本の黄連は江戸中期ごろから栽培が始まった。丹波地方（現在栽培していない）のように畑栽培と、越前、加賀地方の産地の樹林の下草として種をまく山栽培がある。種をまいてから4~5年目に掘り上げ、ひげ根を火で焼き、ワラで磨いて商品（薬用）にする。

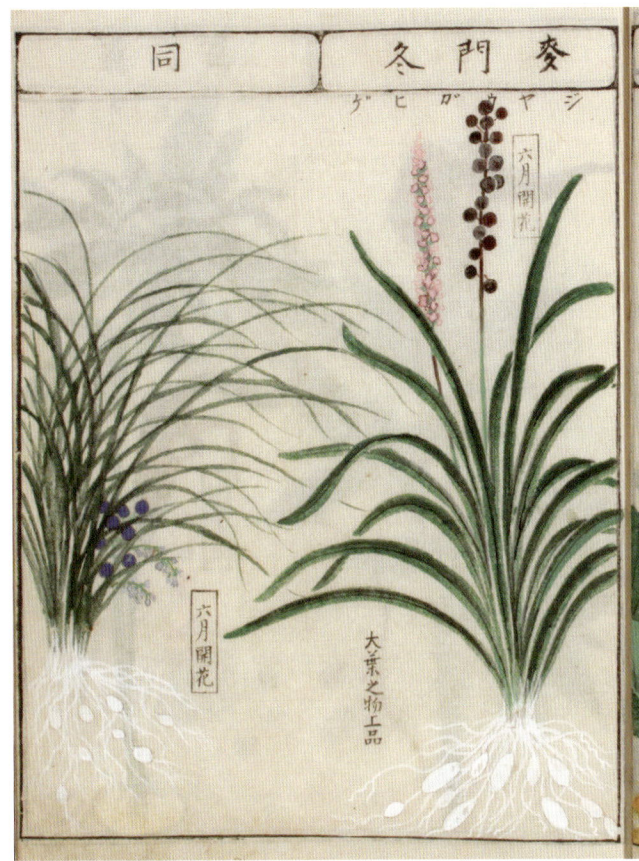

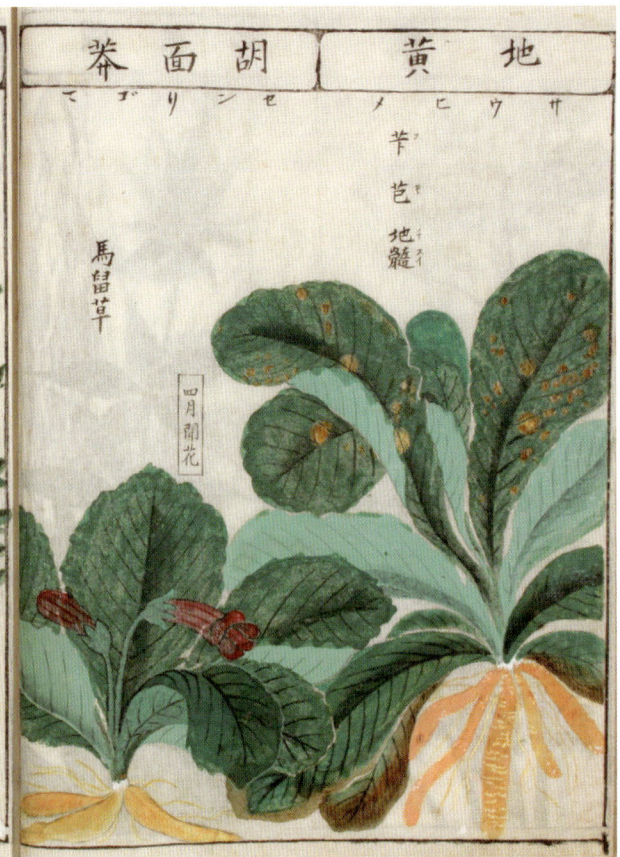

草上　39-40頁

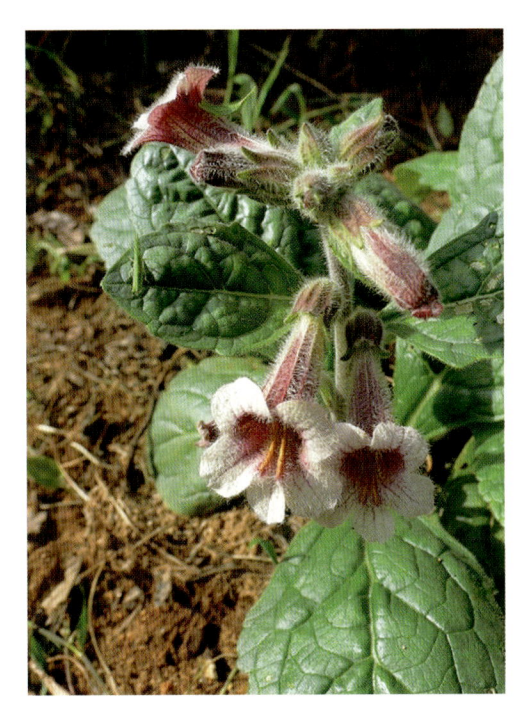

79　地黄
生薬名：ジオウ　地黄
生薬ラテン名：REHMANNIAE RADIX
基原：ゴマノハグサ科（Scrophulariaceae）アカヤジオウ *Rehmannia glutinosa* Liboschitz var. *purpurea* Makino 又は *R. glutinosa* Liboschitz の根又はそれを蒸したもの。根茎は赤褐色で肥大している。
原植物：中国（河南、浙江）、日本（奈良、長野）、朝鮮半島で栽培される。

80　胡面莽
原植物：ゴマノハグサ科（Scrophulariaceae）センリゴマ *Rehmnnia japonica* Makino 中国原産と思われるが野生種は知られず、日本で観賞用に栽培されているだけで、中部地方の山奥の農家にわずかにみられる。

81・82　麥門冬
生薬名：バクモンドウ　麦門冬
生薬ラテン名：OPHIOPOGONIS TUBER
基原：ユリ科（Liliaceae）ジャノヒゲ *Ophiopogon japonicas* Ker-Gawler の根の膨大部。
原植物：中国、朝鮮半島、日本に分布する。

ジオウ（広義）

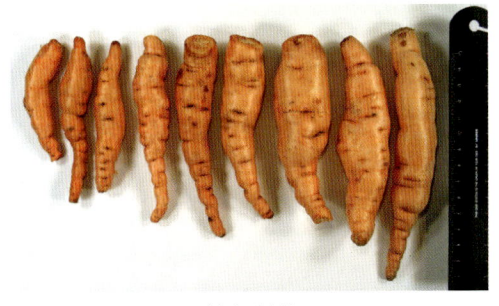

（生）地黄

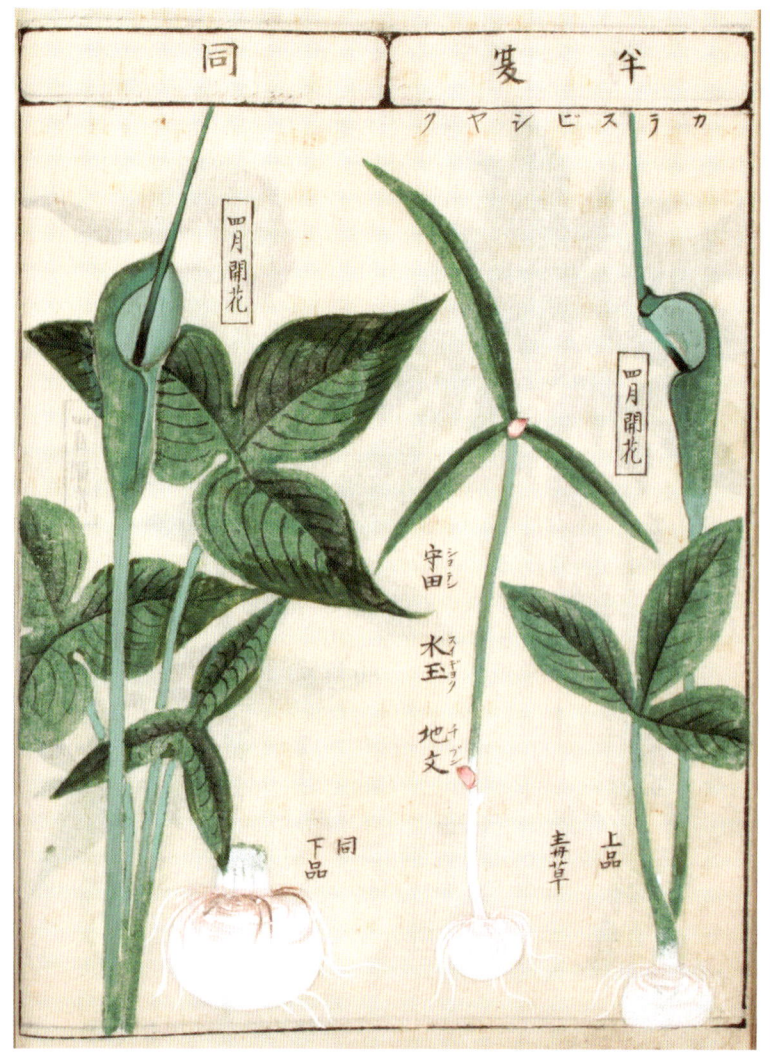

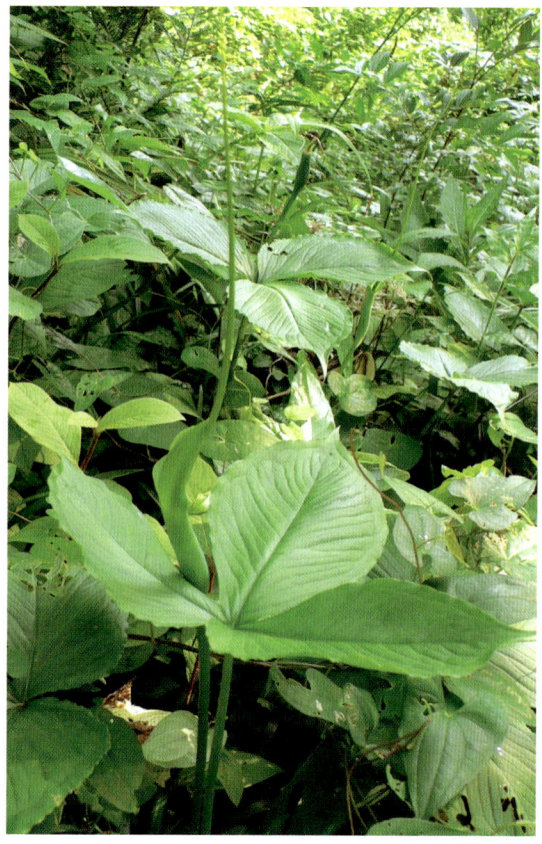

草上　43頁

オオハンゲ

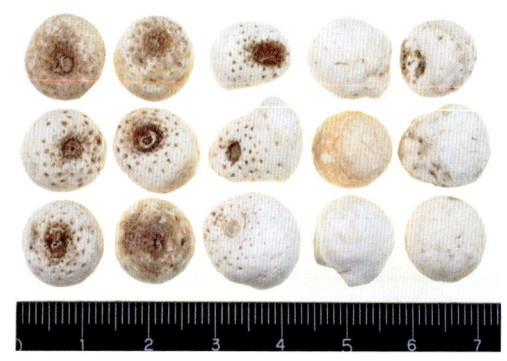

半夏

86-88　半夏

生薬名：ハンゲ　半夏

生薬ラテン名：PINELLIAE TUBER

基原：サトイモ科（Araceae）カラスビシャク *Pinellia ternata* Breitenbach のコルク層を除いた塊茎。

半夏とは半夏生（7月2日頃）の時期に採取するためつけられた名称である。漢方薬材料の半夏は吐き気を止める薬だが、単味で噛むと喉の奥に刺すような引っ掛かりを感じるえぐ味の強い生薬である。複数生薬からなる「小半夏加茯苓湯」はつわりや車酔いなどによく用いられる。

原植物：カラスビシャクは日本各地に分布しているが、市場品はすべて輸入品である。

カラスビシャクは繁殖力が極めて旺盛な植物である。球茎が土中に深く入っており、掘りとらなければ根絶できない。漢方薬材料「半夏」として使用するには、手間のかかる加工調整が必要である。かつては農家の副業として、野生品を採取していたが、現在は採算があわないため全く商品にされていない。

88　同

原植物：サトイモ科（Araceae）オオハンゲ *Pinellia tripartita* Schott 山地の常緑樹林下に生える。葉柄にむかごをつけない。本州（中部地方）〜琉球に分布する。

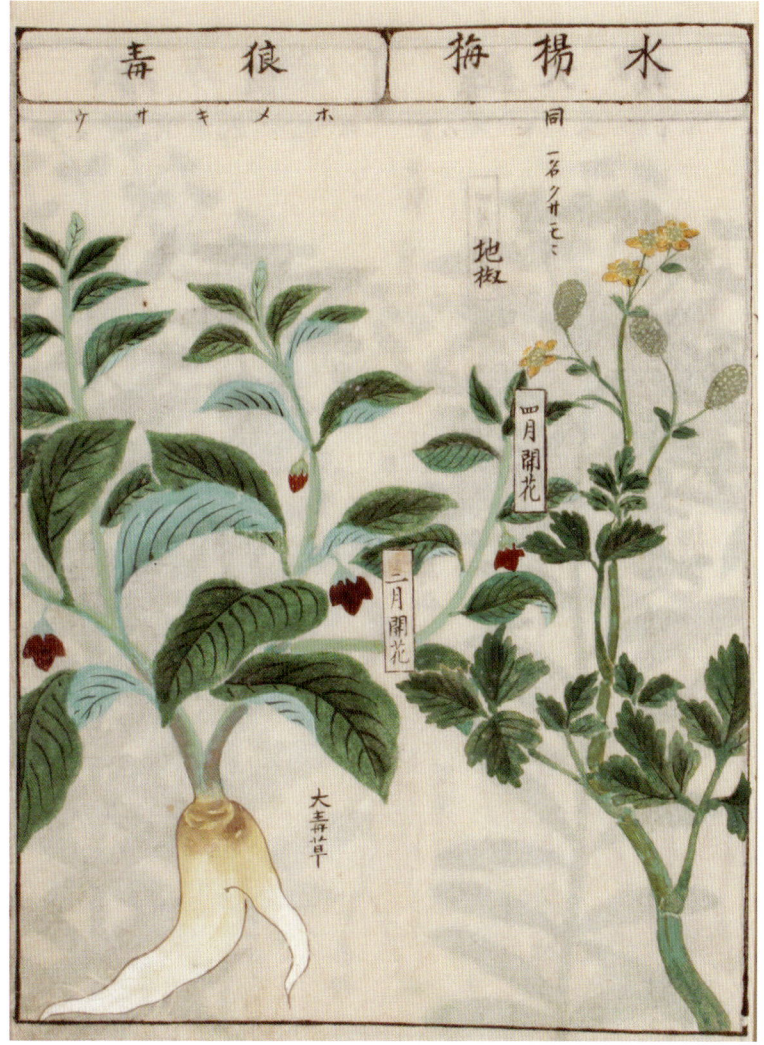

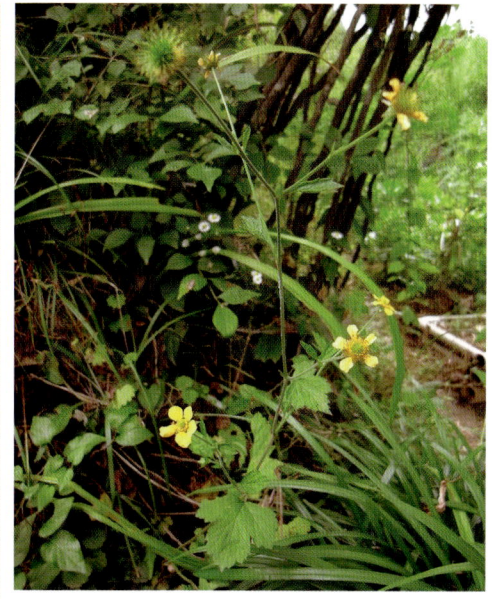

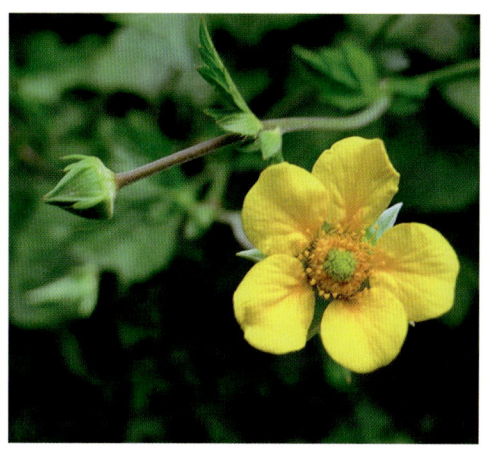

草上　52頁　　　　　　　　　　　　　　　　　ダイコンソウ

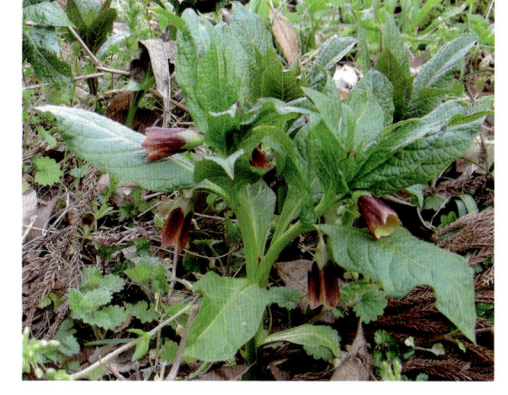

ハシリドコロ

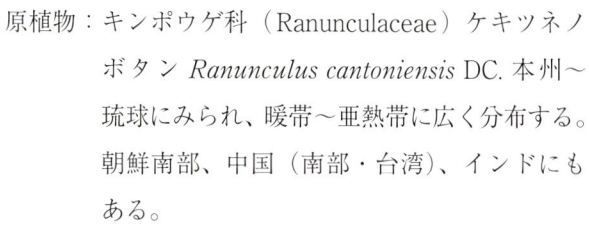

105　水楊梅
原植物：キンポウゲ科（Ranunculaceae）ケキツネノボタン *Ranunculus cantoniensis* DC. 本州～琉球にみられ、暖帯～亜熱帯に広く分布する。朝鮮南部、中国（南部・台湾）、インドにもある。

※中薬大事典では基原植物としてダイコンソウの一種を記載。

106　狼毒
生薬名：ロートコン（ロート根）　莨菪根
生薬ラテン名：SCOPOLIAE RHIZOMA
基原：ナス科（Solanaceae）ハシリドコロ *Scopolia japonica* Maximowicz, *S. carniolica* Jacquin 又は *S. parviflora* Nakai の根茎及び根
原植物：ハシリドコロは本州、四国の谷あいの樹林下に生える多年草。本州～九州、朝鮮に分布する。葉腋に、暗紅紫色の花をひとつつける。

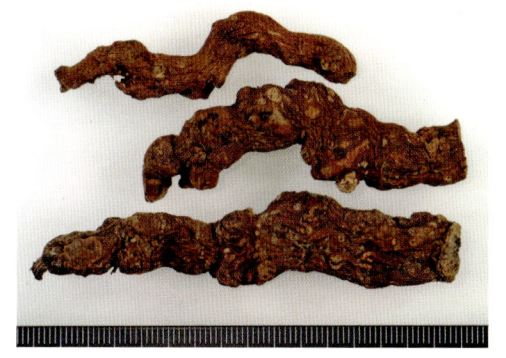

莨菪根

草下　3頁

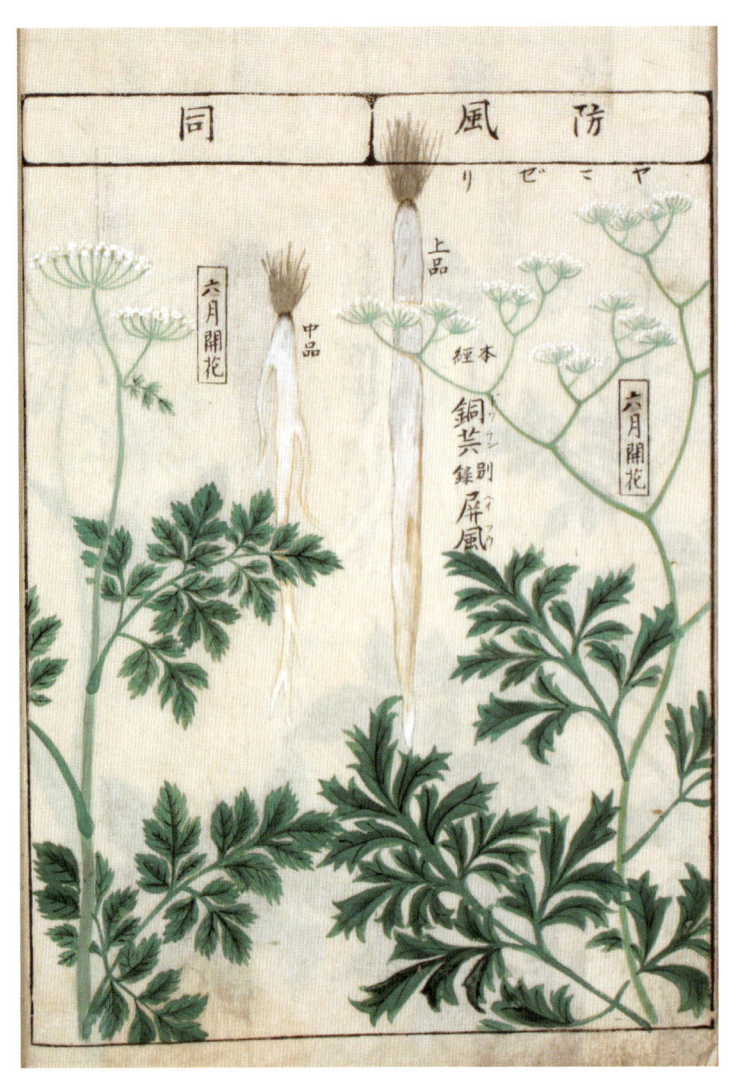

ボウフウのさく葉標本
（栃本天海堂所蔵）

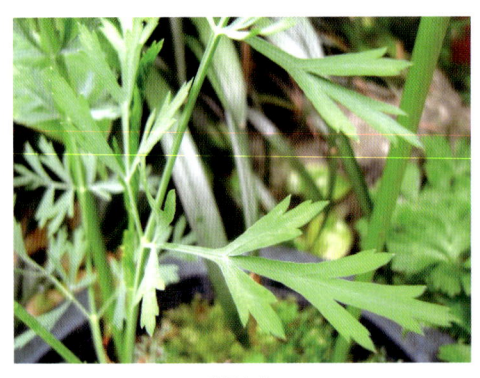

葉拡大

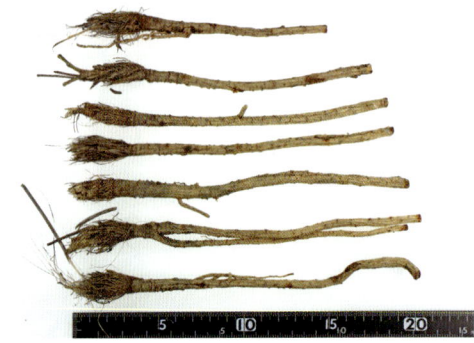

防風

124・125　防風

生薬名：ボウフウ　防風

生薬ラテン名：SAPOSHNIKOVIAE RADIX

基原：セリ科（Umberlliferae）ボウフウ *Saposhnikovia divaricata* Schischkin の根および根茎。

原植物：中国東北部から華北、モンゴルなどに自生する多年生草本で、根は深く直立する。茎は単生し上部で分枝、高さ20～80cm。全株無毛。根頭部には葉柄の残部が褐色繊維状となり密集する。葉は互生、根出葉および株の茎生葉は三角状卵形で長さ7～19cm、2～3回羽状複葉で最終裂片は線状～披針形、全縁、上部の茎生葉は簡単になり、葉柄は広い葉しょうとなる。市場には他のセリ科植物に由来する異物同名品がある。

藤助防風：防風は、江戸享保年間に中国より渡来し、賽郭により栽培されたので、「藤助防風」の名がある。

Ledebouriella seseloide（= *Siler divaricatum*）

42

草下 8頁

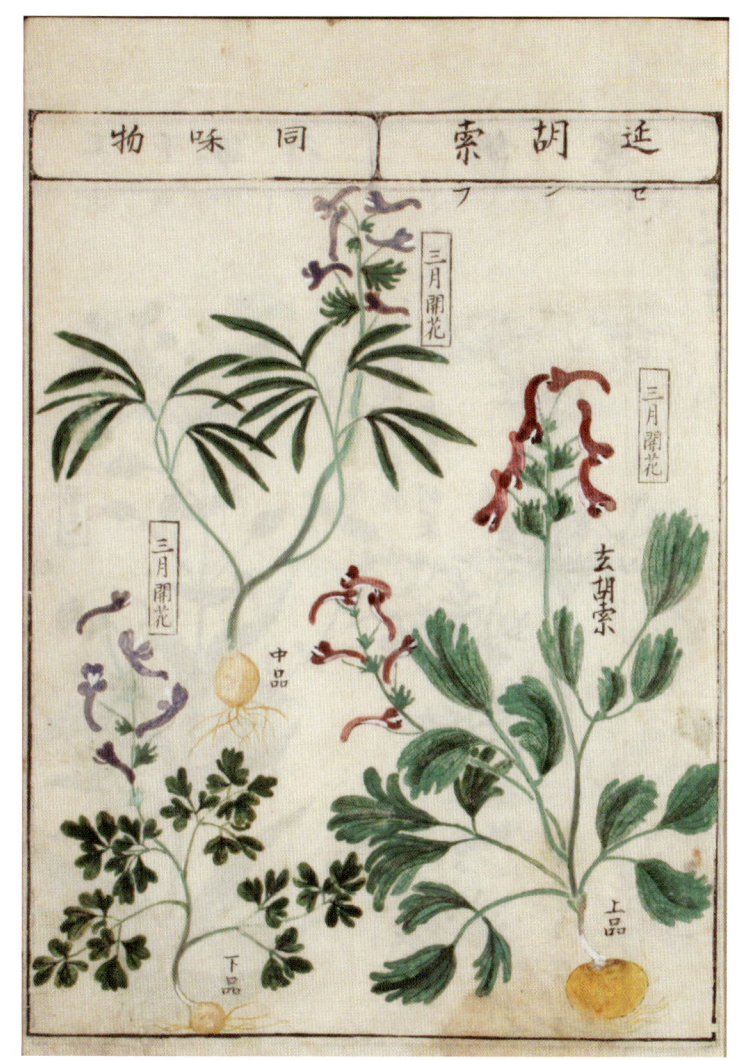

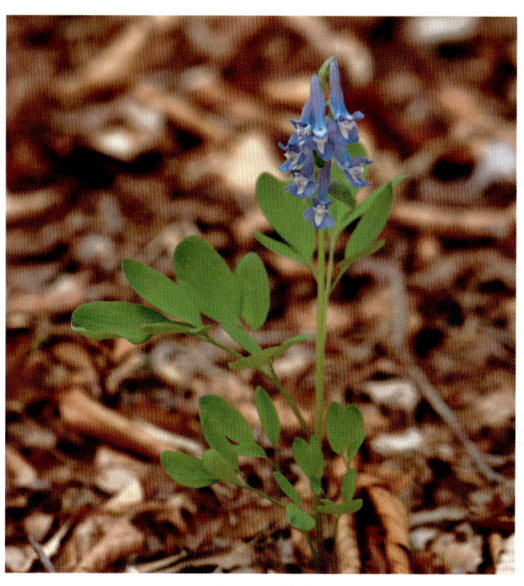

カラエンゴサク

エゾエンゴサク

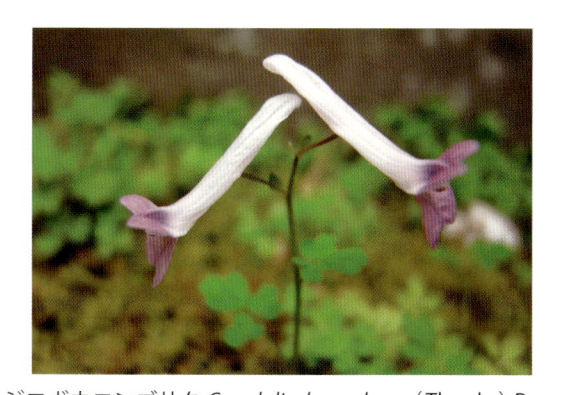

ジロボウエンゴサク Corydalis decumbens (Thunb.) Pers.

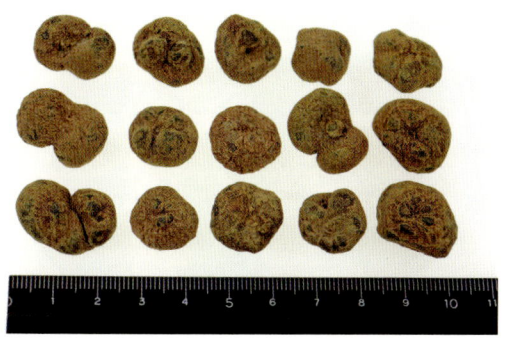

延胡索

134-136 延胡索

生薬名：エンゴサク　延胡索

生薬ラテン名：CORYDALIS TUBER

基　原：ケシ科（Papaveraceae）、*Corydalis turtshaninovii* Bess. forma *yanhusuo* Y. H. Chou & C. Hsu（= *C.yanhusuo* W. T. Wang.）の塊茎。中国浙江省、江蘇省で栽培。元胡、玄胡索ともいう。

原植物：中国産の原植物名は何度か変更があったが、現在は上記植物とされる。多年生草本。

備考：漢方の延胡索は、全て中国や韓国からの輸入品で、日本産のものは市販されていない。
　　　北海道や東北地方の一部に分布するのはエゾエンゴサクである。

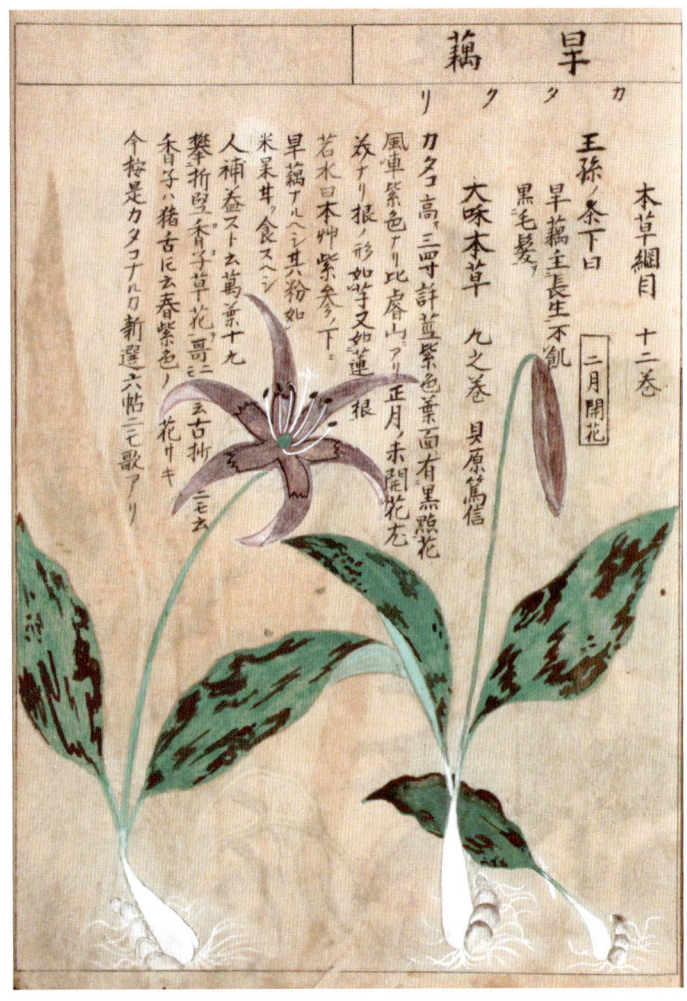

草下　24頁

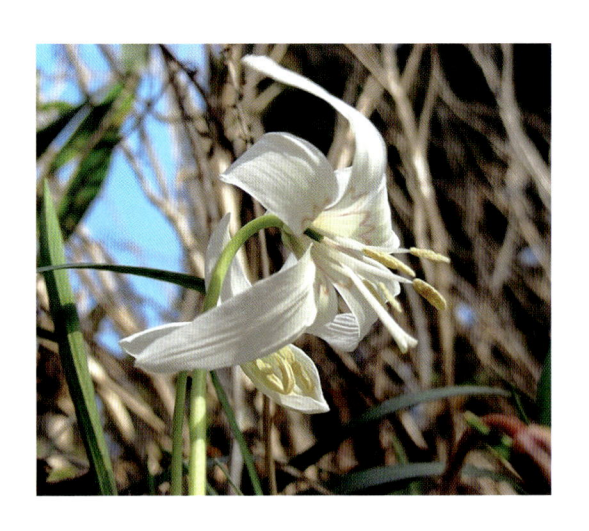

167　早藕

原植物：ユリ科（Liliaceae）カタクリ　*Erythronium japonicum* Decne.　カタクリ属で日本に自生するのはこの1種だけである。15〜30cmの花柄の先に、長さ4〜6cmの紅紫色の花が単生。花被片の基部にW形の暗紫色の斑が入る。花期は4〜5月（旧薬園では3月末4月上旬）で、松山本草内の「二月開花」は旧暦表示のため、乖離がある。（第Ⅳ章　68頁参照）

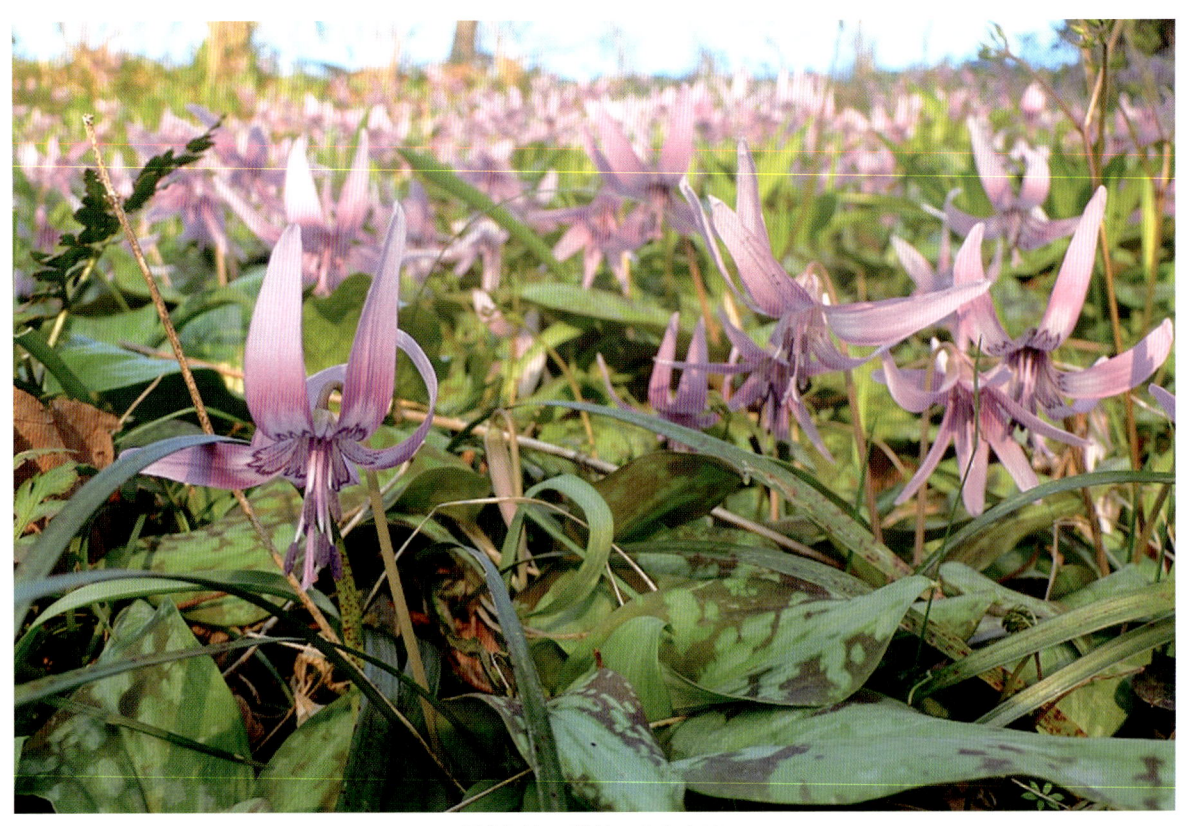

旧薬園内・草地のカタクリ

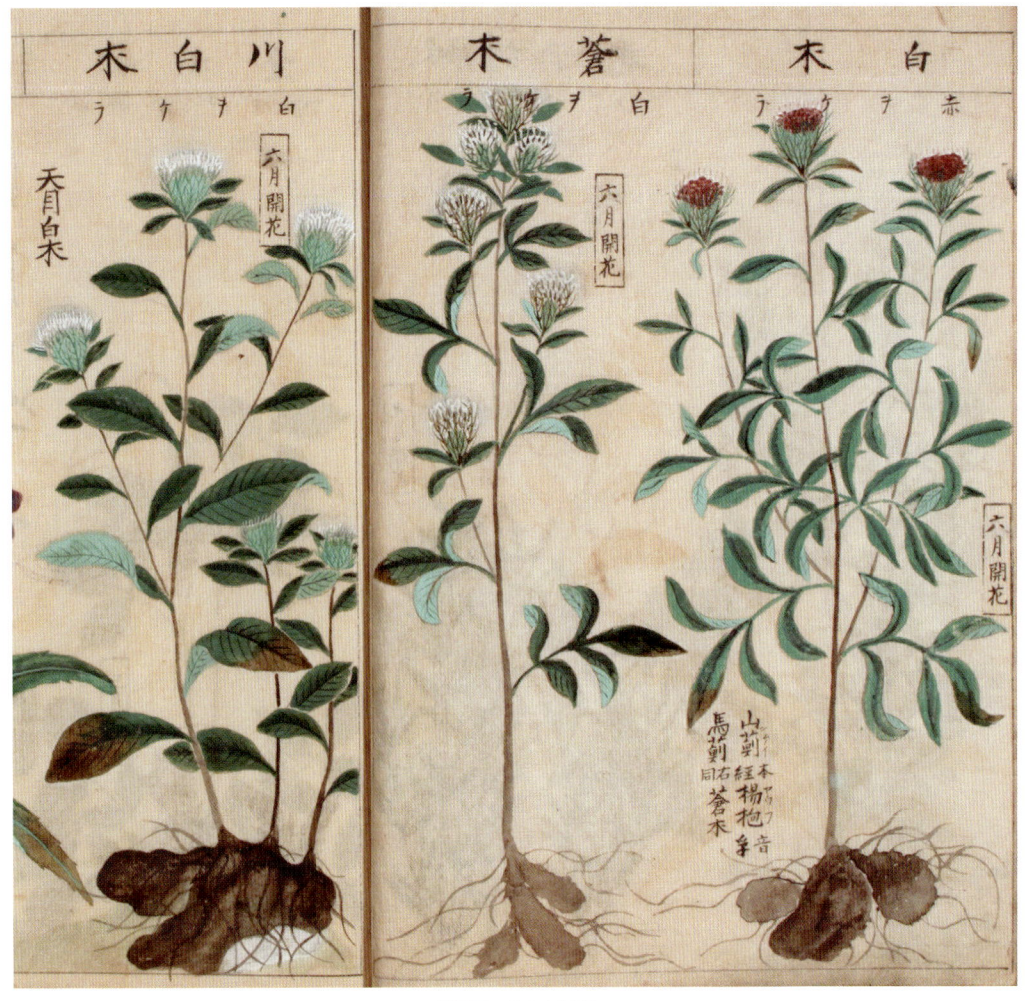

草下　35-36頁

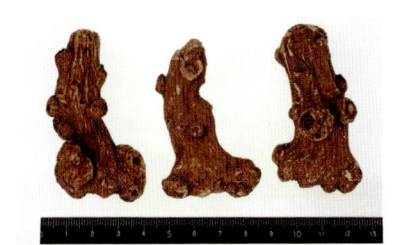

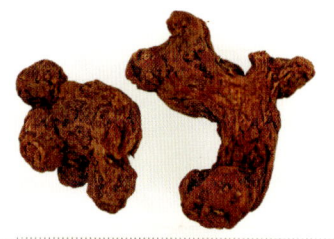

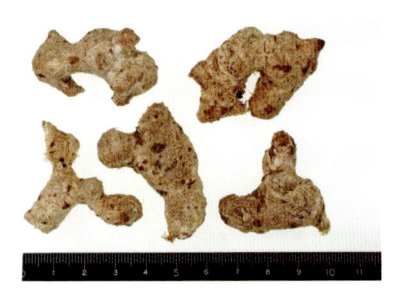

188・190　白朮

生薬名：ビャクジュツ　白朮

生薬ラテン名：ATRACTYLODIS RHIZOMA

基　原：キク科（Compositae）オケラ *Atractylodes japonica* Koizumi ex Kitamura の根茎（和白朮）またはオオバナオケラ *A.ovata* A. P. De Candolle の根茎（唐白朮）。オケラは日本、朝鮮半島、ロシア沿海州などに、オオバナオケラは中国に分布する。

原植物：高さ40〜60cm の多年草。

備　考：川白朮として描かれている植物は、葉や花の形状・色から、オケラと考えられる。

189　蒼朮

生薬名：ソウジュツ　蒼朮

生薬ラテン名：ATRACTYLODIS LANCEAE RHIZOMA

基　原：キク科（Compositae）ホソバオケラ *Atractylodes lancea* DC. またはその変種の根茎。中国に産し、主に野生品が採取されるが、一部栽培もされる。以前、日本でも栽培されていた（佐渡蒼朮）。

原植物：中国の中部〜東北部に分布する高さ50〜80cm の多年草。

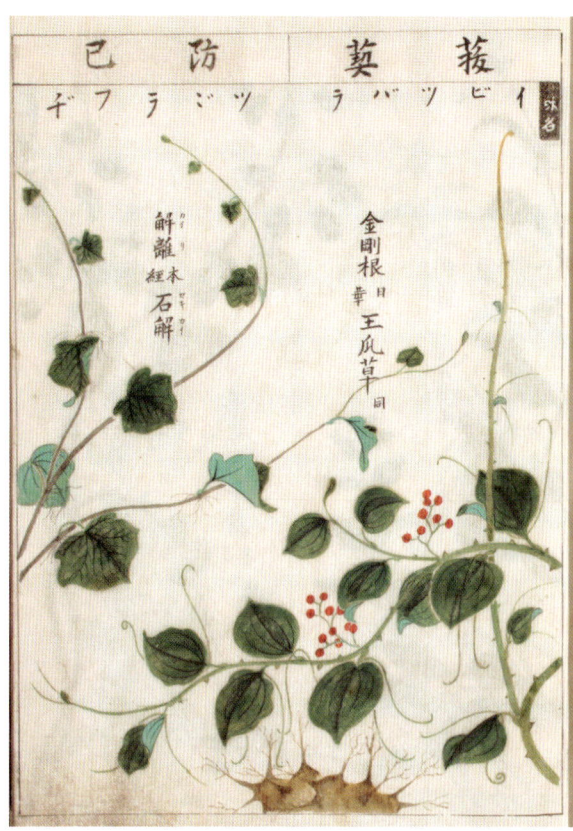

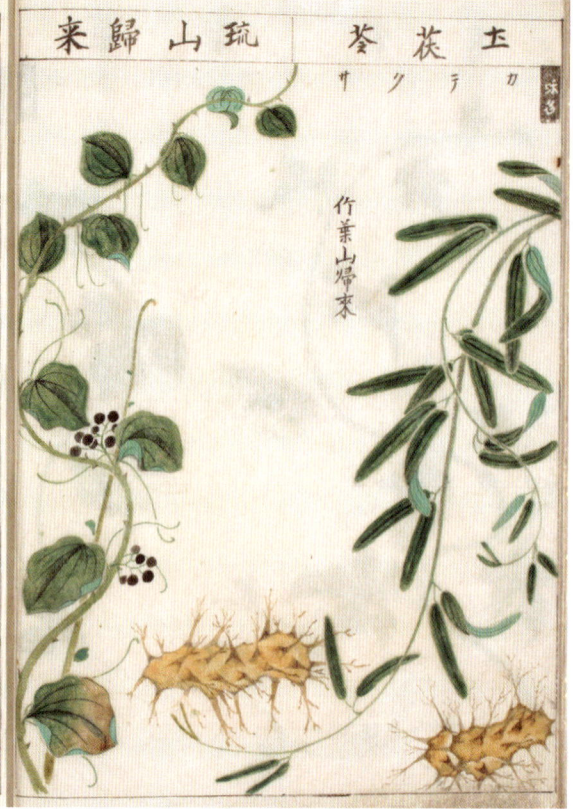

蔓草藤　3-4頁

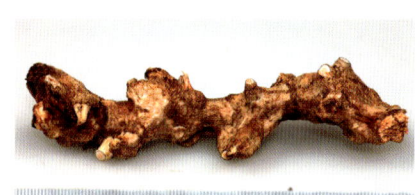

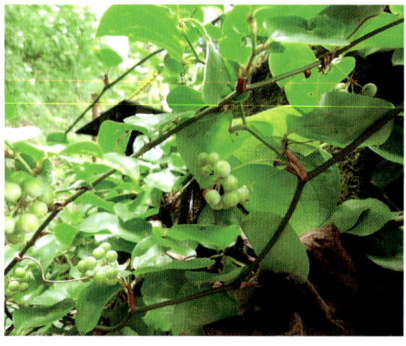

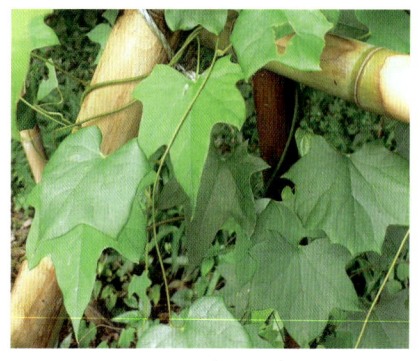

244　土茯苓
生薬名：ドブクリョウ　土茯苓
生薬ラテン名：SMIKLACIS GLABRAE RHIZOMA
基原：ユリ科（Liliaceae）*Smilax glabra* Roxb. の根茎。
原植物：中国（広東、湖南省など）に産する。高橋真太郎氏は、草木葉譜に現存する漢種山帰来（竹葉土茯苓）*S. glabra* Roxb. の葉から、この植物が1950年代市場に流通する唐山帰来の原植物であったと報告している。

245　流山帰来

246　菝葜
生薬名：サンキライ　山帰来
生薬ラテン名：SMIKLACIS RHIZOMA
原植物：ユリ科（Liliaceae）サルトリイバラ *Smilax china* L. とげがあり、巻きひげが長く、実が赤い。北海道〜九州、朝鮮・中国・インドシナ・フィリピンに分布。

247　防已
生薬名：ボウイ　防已
生薬ラテン名：SINOMENI CAULIS ET RHIZOMA
基原：ツヅラフジ科（Menisperma）*Sionenium acutum* Rehder. の蔓性の茎および根茎。
原植物：日本に自生する。

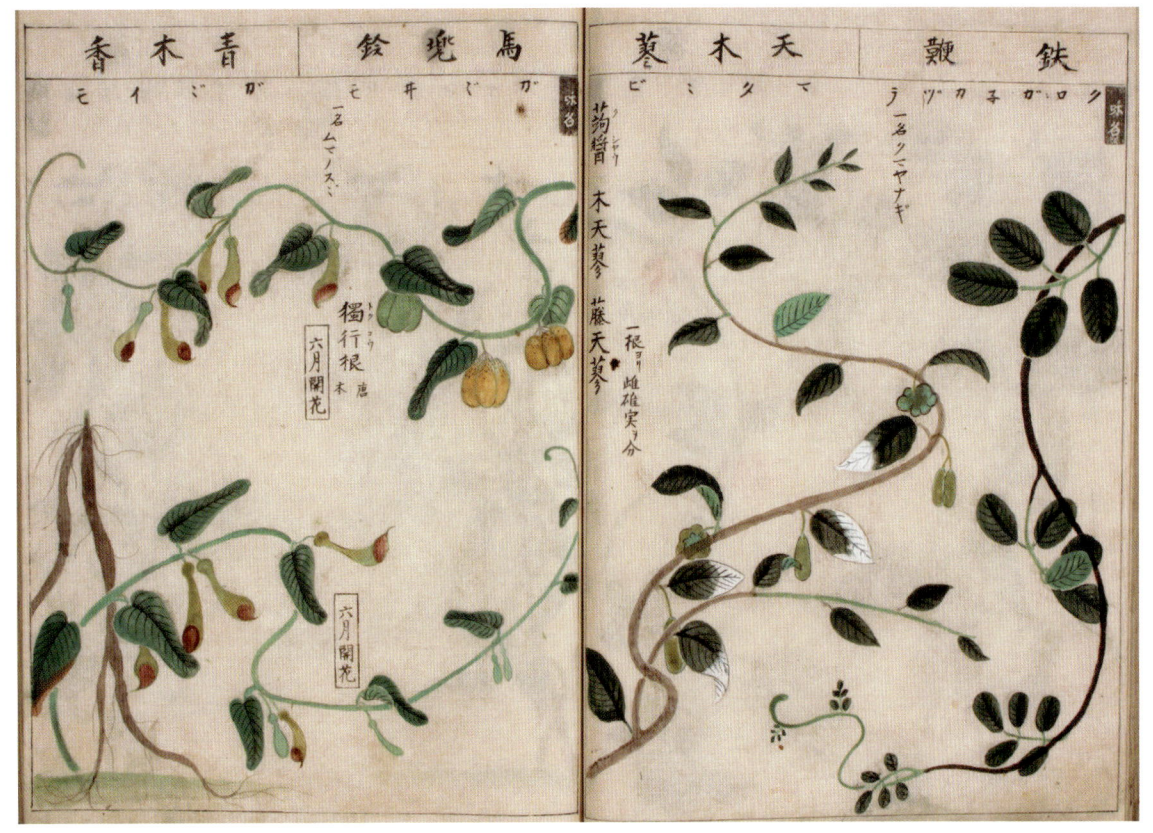

蔓草藤　34-35頁

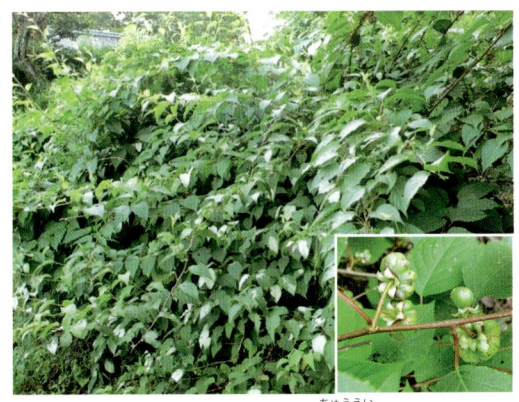

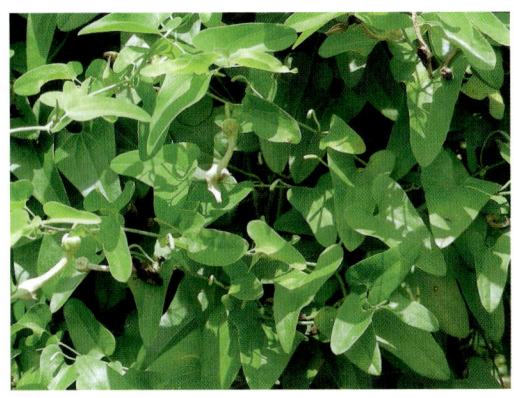

306　鉄鞭
原植物：クロウメモドキ科（Rhamnaceae）クマヤナギ *Berchemia racemosa* Sieb. et Zucc. つる性、枝が黄緑色、葉は長楕円形、円頭、側脈は7～8対、基部は丸い。

307　天木蓼
原植物：マタタビ科（Actinidiaceae）マタタビ *Actinidia polygama*（Sieb. et Zucc.）Planch. ex Maxim. 藤本、葉は楕円形鋭尖頭、基部は円形、枝の上部につく葉は表面先のほうが白色、果実は楕円形で橙黄色に熟している。タマバエの一種が寄生すると凹凸のある不整な球形となり、これを薬用にする。

308　馬兜鈴
原植物：ウマノスズクサ科（Aristolochiaceae）ウマノスズクサ *Aeistolochia debilis*（Miq.）F. Maek; *Asarum sieboldii* Miq.

309　青木香
原植物：ガガイモ科（Asclepiadaceae）ガガイモ *Metaplexis japonica*（Thunb.）Makino つる草で、葉が対生長卵状心形で葉腋から出た柄の先に花序を作り、花期は5～10月、花冠は5列で内面は淡紫色。

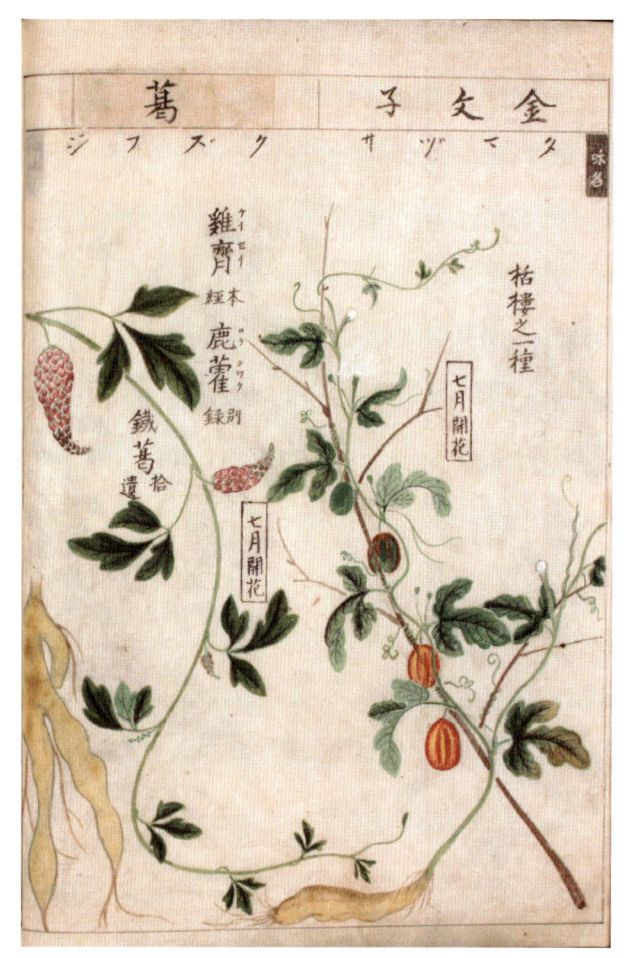

蔓草藤　38頁

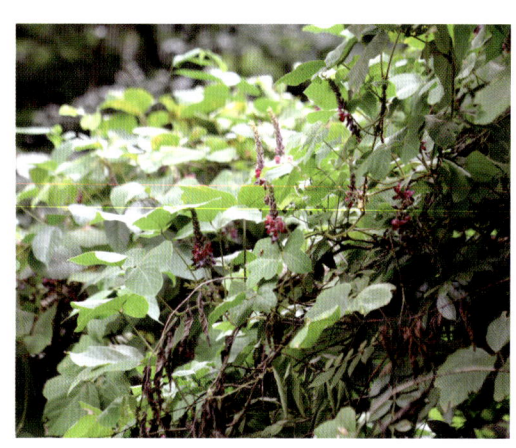

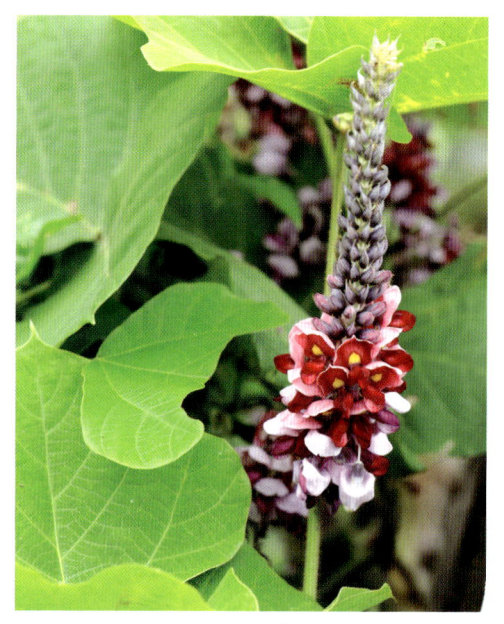

クズの花

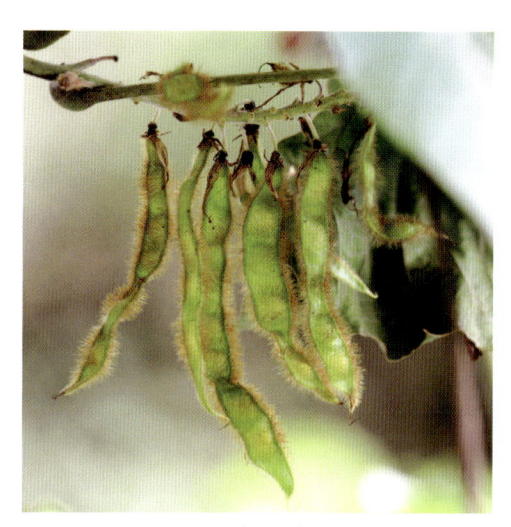

クズの果実

クズ

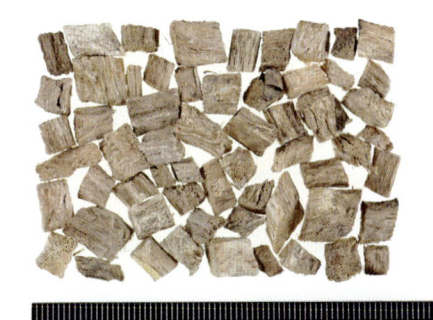

葛根（刻）

314　金文子

原植物：ウリ科（Cucubitaceae）カラスウリ
　　　　　Trichosanthes cucumeroides（Ser.）Maxim.
（参考）

生薬名：カロコン　栝樓根

生薬ラテン名：TRICHOSANTHIS RADIX

基原：ウリ科（Cucubitaceae）トウカラスウリ（シナ
　　　カラスウリ）*Trichosanthes kirilowii* Maxim. キ
　　　カラスウリ *T. kirilowii* Maxim. var. *japonicum*
　　　Kitamura またはオオカラスウリ *T. bracteata*
　　　Voigt の皮層を除いた肥大根。

原植物：トウカラスウリは中国、朝鮮半島、インドシ
　　　　ナ半島に広く分布する蔓性の多年生草本。

315　葛

生薬名：カッコン　葛根　別項（第Ⅱ章）参照

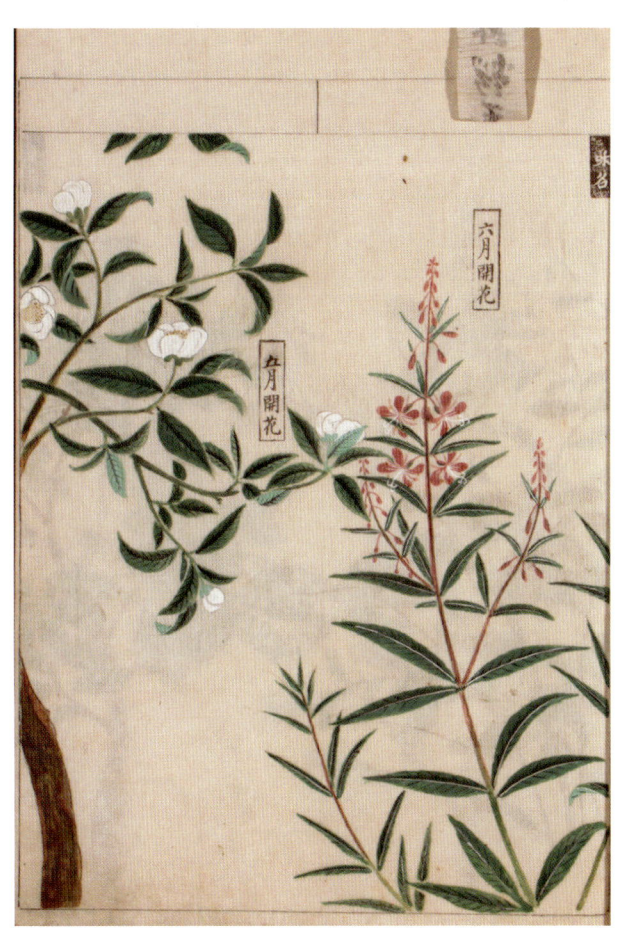

芳草・灌木　8頁

354　金絲楊（附箋）
原植物：キョウチクトウ科（Apocynaceae）*Nerium indicum* Mill. インド原産の常緑小高木。葉は厚い革質で無毛、狭長楕円形で3枚輪生し、羽状の平行脈を有する。開花時期は7～8月、萼片は5個で基部内面に多数の腺点、花冠は高杯形もしくは漏斗形。花は、紅色八重咲きが多い。

355　名称無記載
原植物：ツバキ科（Theaceae）ナツツバキ *Stewartia pseudo-camellia* Maxim.　落葉高木。高さは15mになる。樹皮は赤褐色で滑らかである。葉は互生して枝先につき、楕円形で長さ4～10cm。開花時期は、6～7月。花弁は白色で5個、長さは3～4cm。本州・四国・九州、朝鮮南部に分布する。花が美しく、庭木として植えられる。
別項（第Ⅳ章）参照

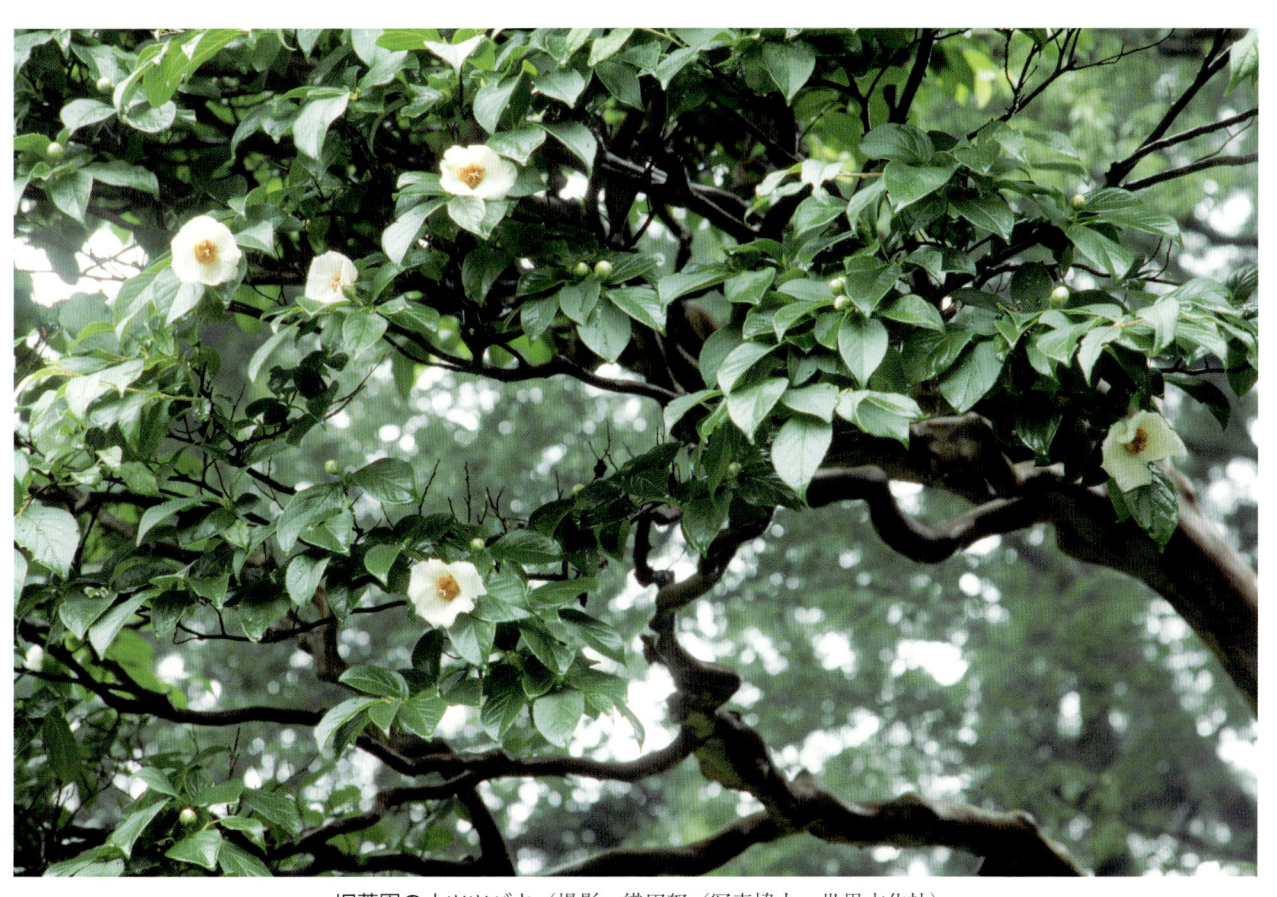

旧薬園のナツツバキ（撮影：織田努／写真協力：世界文化社）

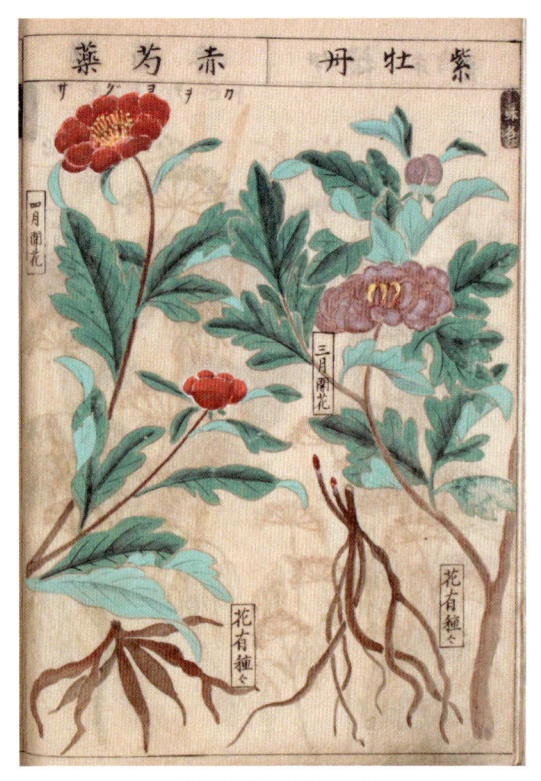

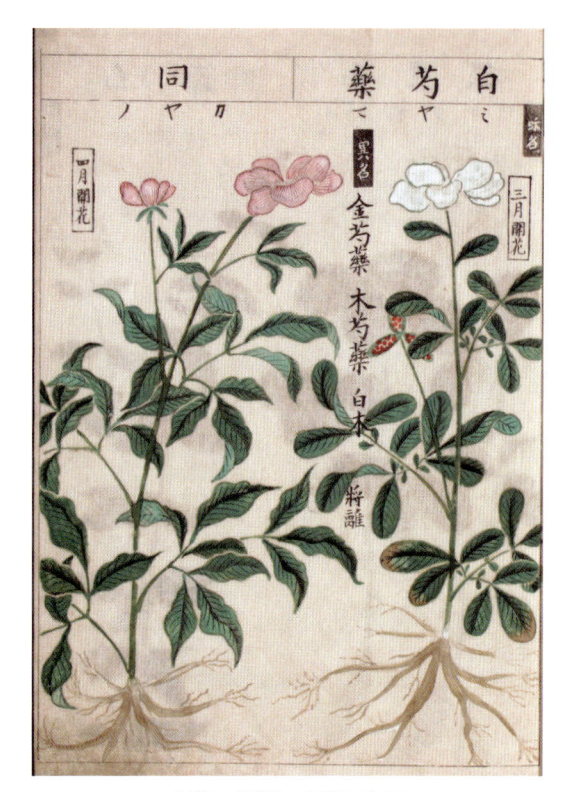

山草・湿草・毒草　5頁　　　　　　　　　　　山草・湿草・毒草　2頁

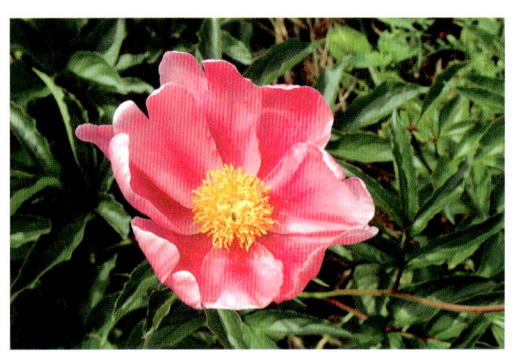

シャクヤク

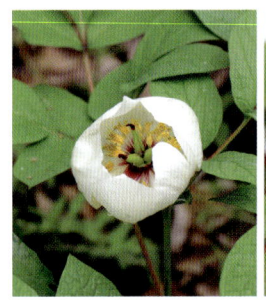

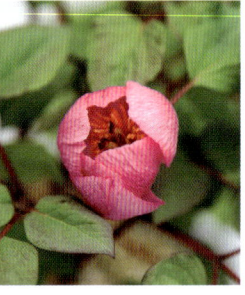

ヤマシャクヤク（左）・ベニバナヤマシャクヤク（右）

ボタン

378・379　白芍薬・同
原植物：ボタン科（Paeoniaceae）日本にはヤマシャクヤク *Paeonia japonica*（Makino）Miyabe et Takeda（日本固有種）とベニバナヤマシャクヤク *P. obovate* Maxim.の2種のみ。和名は漢方薬の芍薬に姿形が似て、山に自生することによる。

384　紫牡丹
生薬名：ボタンピ、牡丹皮

生薬ラテン名：MOUTAN CORTEX

基原：ボタン科（Paeoniaceae）ボタン *Paeonia Suffruticosa* Andrews の根皮。日本、中国、韓国などで薬用、鑑賞用に栽培される。

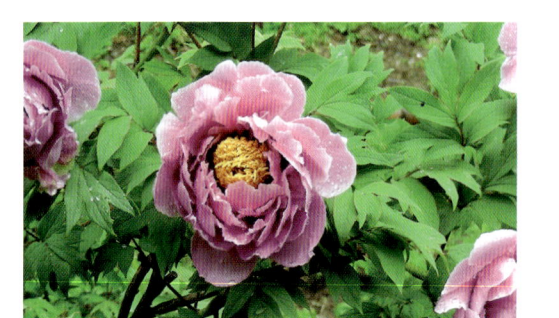

385　赤芍薬
生薬名：シャクヤク　芍薬

生薬ラテン名：PAEONIAE RADIX

基原：ボタン科（Paeoniaceae）シャクヤク *Paeonia lactiflora* Pallas の根。主として日本、中国で栽培される。

原植物：シャクヤクは東アジア原産の多年生草本で、薬用に栽培されるが、多くの観賞用栽培種がある。

「松山本草」には2種の野生種（ヤマシャクヤク、ベニバナヤマシャクヤク）と1種の栽培種（赤花単弁）の計3種のシャクヤクが描かれている。

50

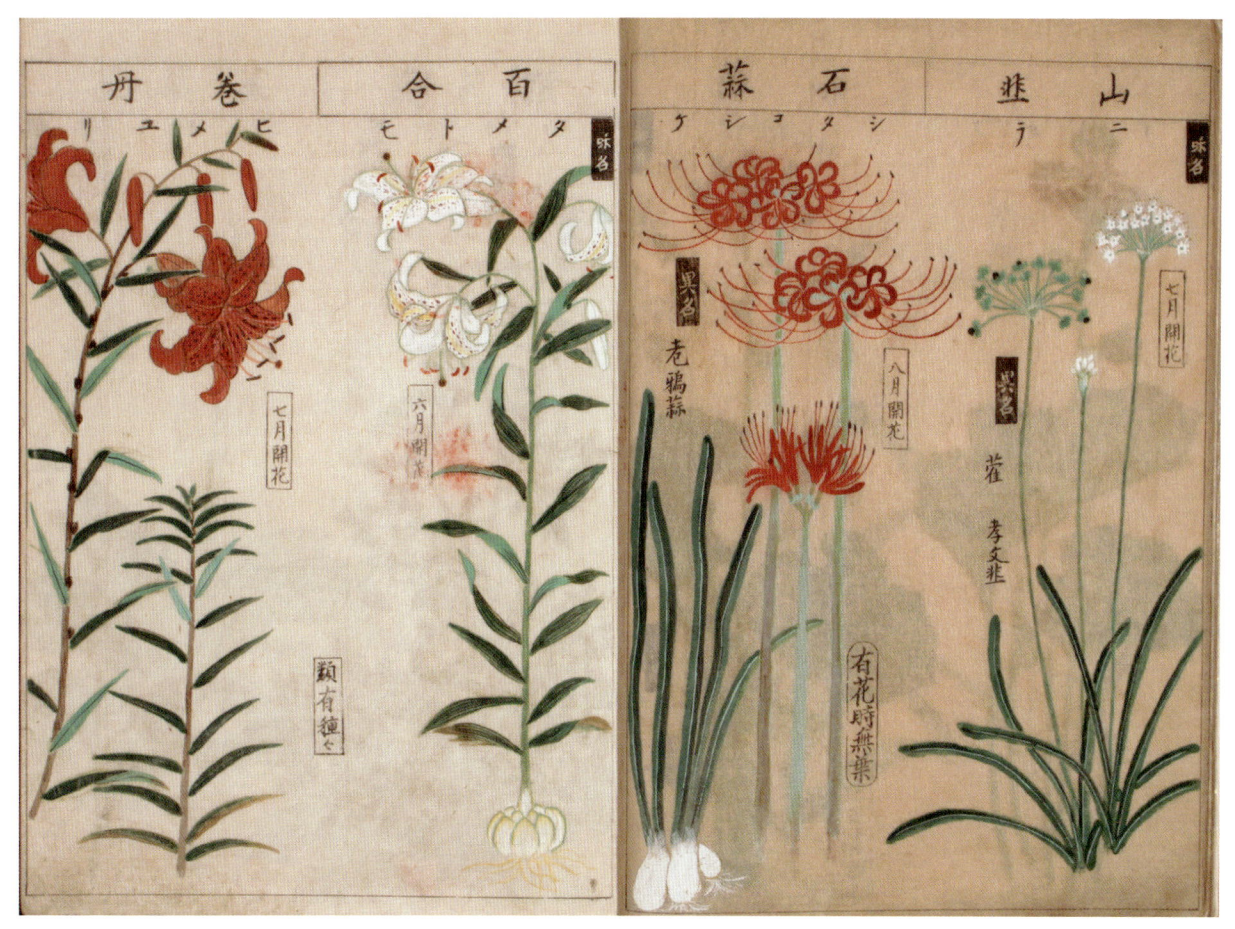

山草・湿草・毒草　9-10 頁

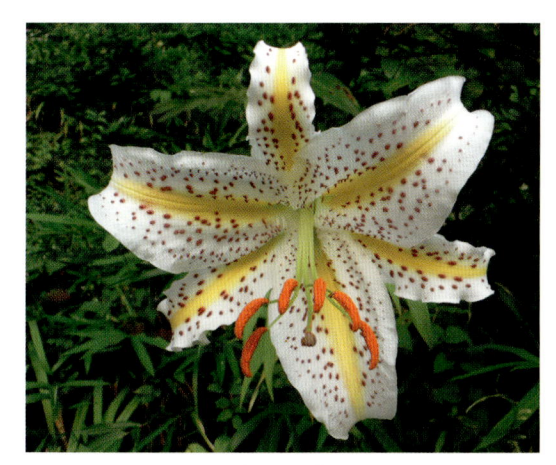

ヤマユリ

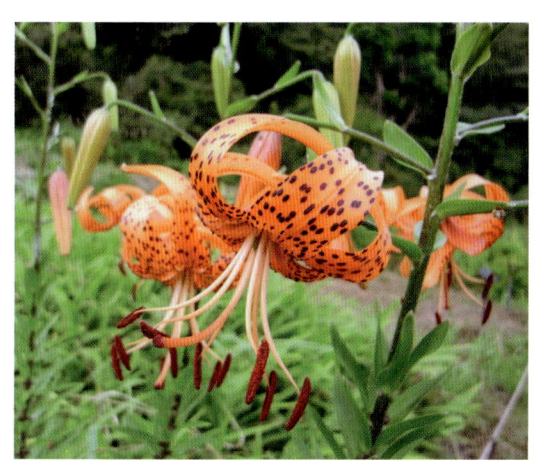

コオニユリ

392　山韮
原植物：ユリ科（Liliaceae）ニラ *Allium tuberosum* Rottl. 葉は扁平で線形、花茎の先に純白色の花が散形花序につく。開花時期が8〜9月。

393　石蒜
原植物：ヒガンバナ科（Amaryllidaceae）ヒガンバナ *Lycoris radiate* Herb. 9月下旬に開花する。花は朱赤色で、花被片は狭倒披針形で強く反り返る。雄蕊は著しく突出する。葉は線形で花が咲き終わったあと現れる。深緑色。

394　百合
原植物：ユリ科（Liliaceae）ヤマユリ *Lilium auratum* Lindley 7〜8月に開花する。花被片は白色で、花粉は赤褐色。蒴果は長楕円形で長さ5〜8cm。本州に分布する日本特産種。

395　巻丹
原植物：ユリ科（Liliaceae）コオニユリ *Lilium leichtlinii* Hook. fil. var. *maximowiczii*（Regel）Baker 茎は暗紫色、葉は多数つく。披針形、腋に紫褐色の珠芽がつく。花期は7〜9月、花被片は橙褐色で濃色の斑点があり、披針形で強く反り返る。花粉は黒褐色である。

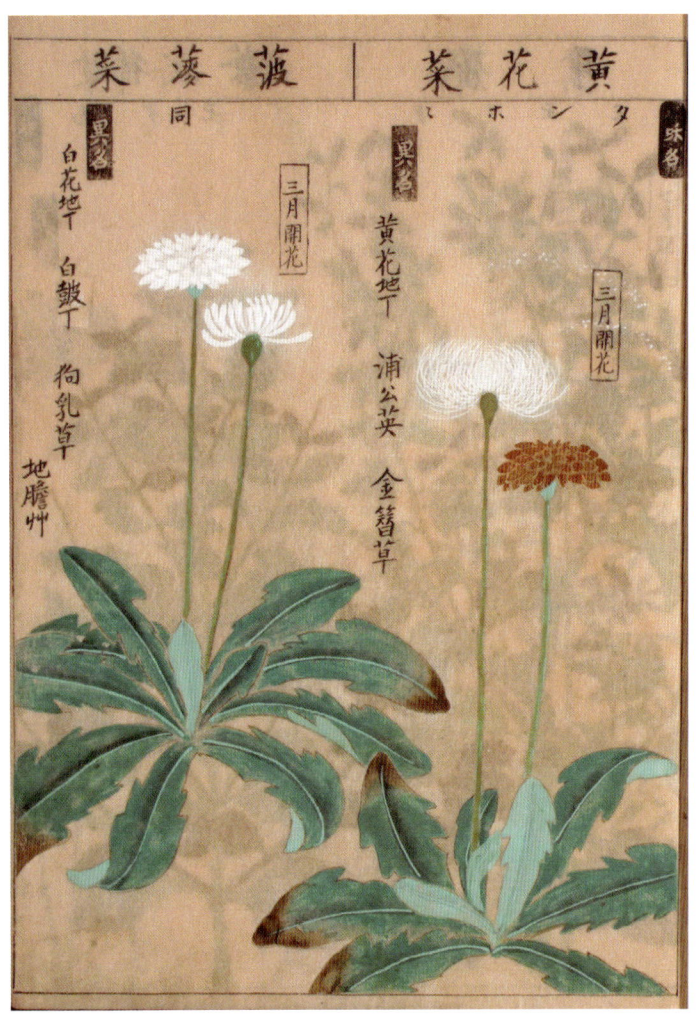

山草・湿草・毒草　12頁

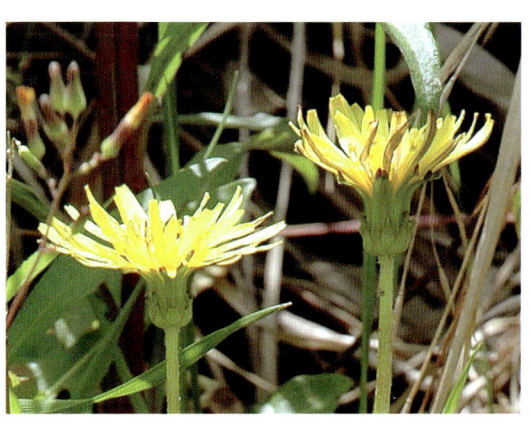

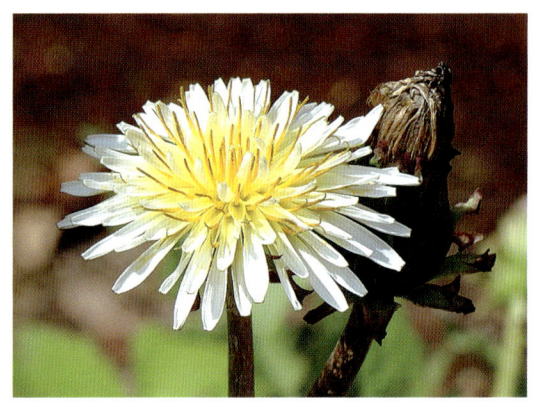

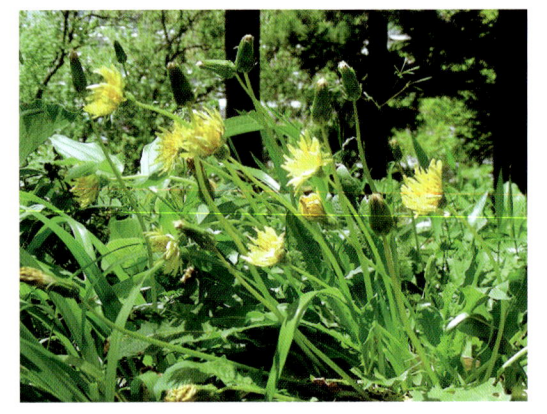

カンサイタンポポ

シロバナタンポポ

カンサイタンポポ

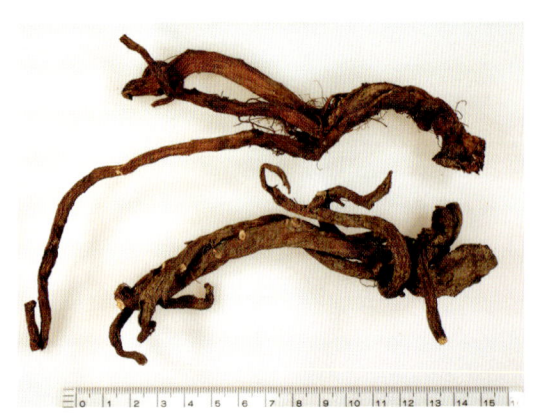

ヨーロッパ産タンポポ（蒲公英根）

398　黄花菜

原植物：キク科（Compositae）カンサイタンポポ *Taraxacum japonicum* Koidz. 根出葉は倒披針状線形で羽状中裂、花冠は黄色、本州の長野県以西、関西に生息する（第Ⅳ章72頁参照）。

399　菠蓊菜

原植物：キク科（Compositae）シロバナタンポポ *Taraxacum albidum* Dahlst. 葉は淡緑色で倒披針状線形、羽状中裂、総苞片は淡緑色、花冠は白色。

備考：日本では民間的に同属植物の地下部のみを「蒲公英根」として、健胃、催乳薬として用いる。ヨーロッパでは全草を苦味健胃薬として、葉を食用に根を焙煎してコーヒーの代用とする。

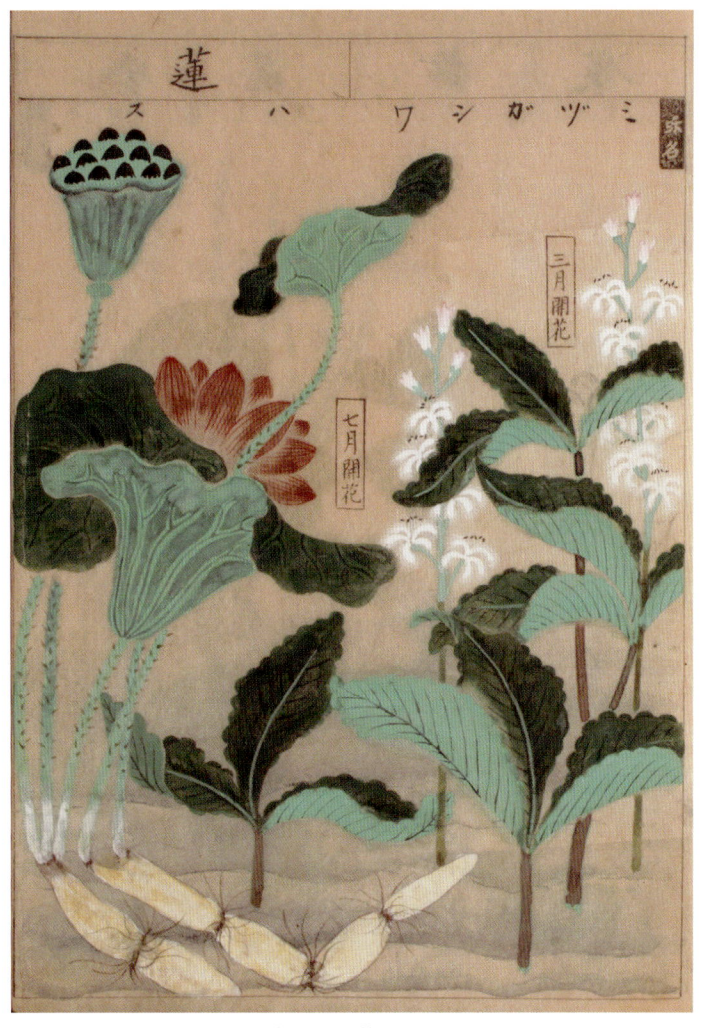

水草・石草　8頁

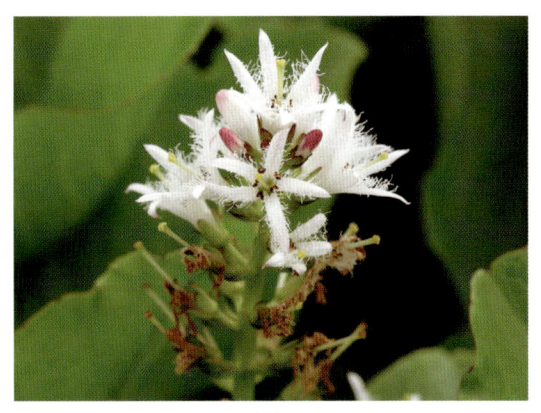

472　ミヅガシワ

原植物：ミツガシワ科（Menyanthaceae）ミズガシワ *Menyanthes trifoliate* L. 水湿地などに生え、根出葉は3小葉からなる。

備考：葉が柏(かしわ)に似ていて、小葉が3枚あることからミツガシワの別名をもつ。葉を葉柄から採取後、乾燥させ、苦味健胃薬として民間療法で用いる。

473　蓮

生薬名：レンニク　蓮肉

生薬ラテン名：NELUMBIS SEMEN

基原：スイレン科（Nymphaeaceae）ハス *Nelumbo nucifera* Gaertner の内果皮の付いた種子で、時に胚を除いたもの。

原植物：インド、中国、韓国、日本に産する多年生水草で、主に地下茎を食用にする。

ミズガシワ

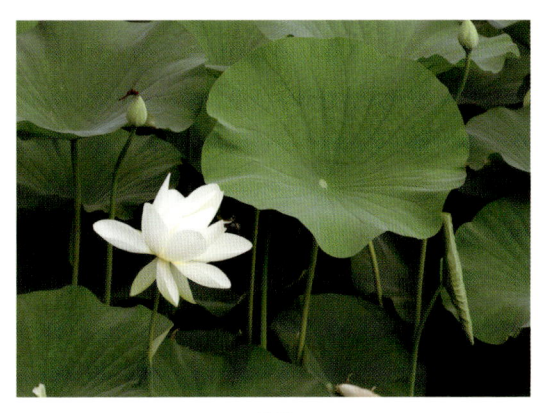

ハス

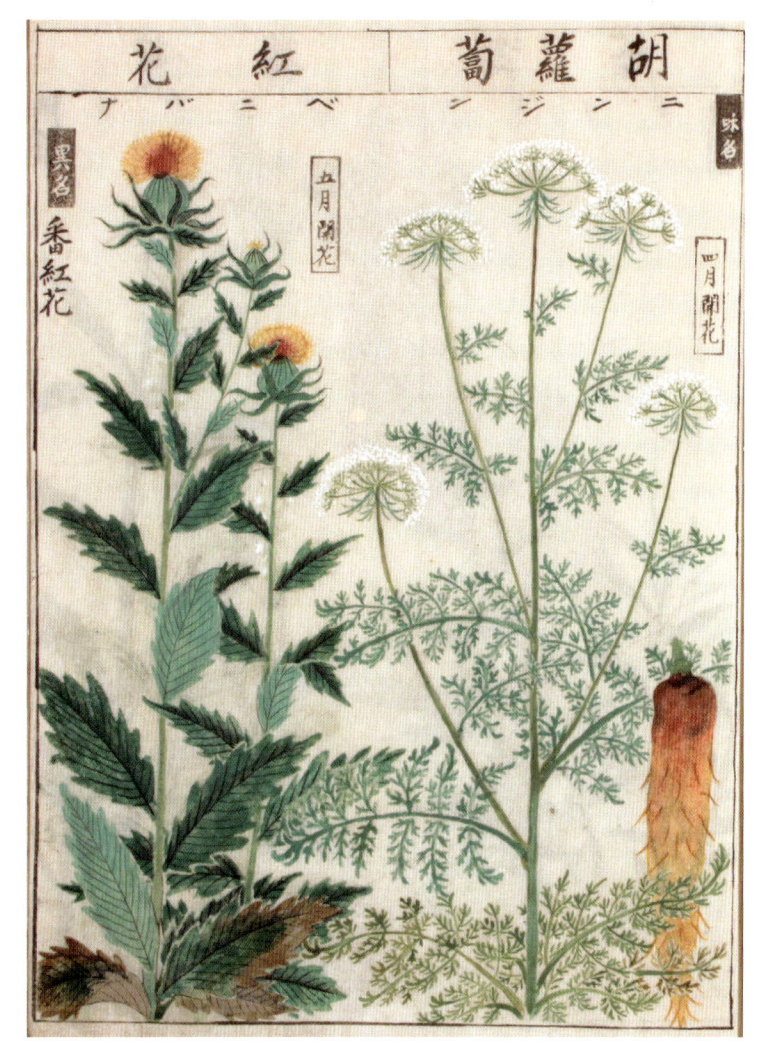

殻菜　26頁

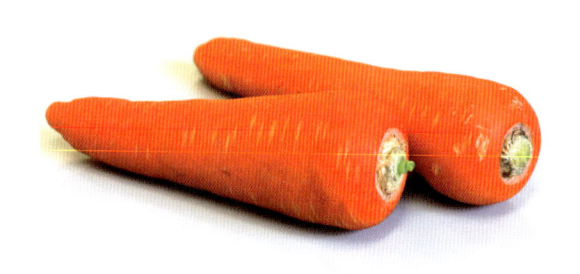

567　胡羅蔔
原植物：セリ科（Umbelliferae）ニンジン *Daucus carota* L.

568　紅花
生薬名：コウカ　紅花
生薬ラテン名：CARTHAMI FLOS
基原：キク科（Compositae）ベニバナ *Carthamus tinctorius* L. の管状花をそのまま又は黄色色素の大部分を除いたもので、ときに圧搾して板状としたもの。
原植物：エジプト原産で高さ1mほどになる1〜2年草。ヨーロッパ、インド、中国西北部の乾燥地帯で栽培される。

セイヨウニンジン

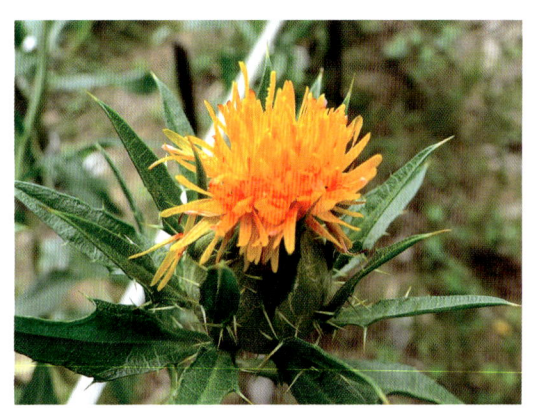

ベニバナ

木 5頁

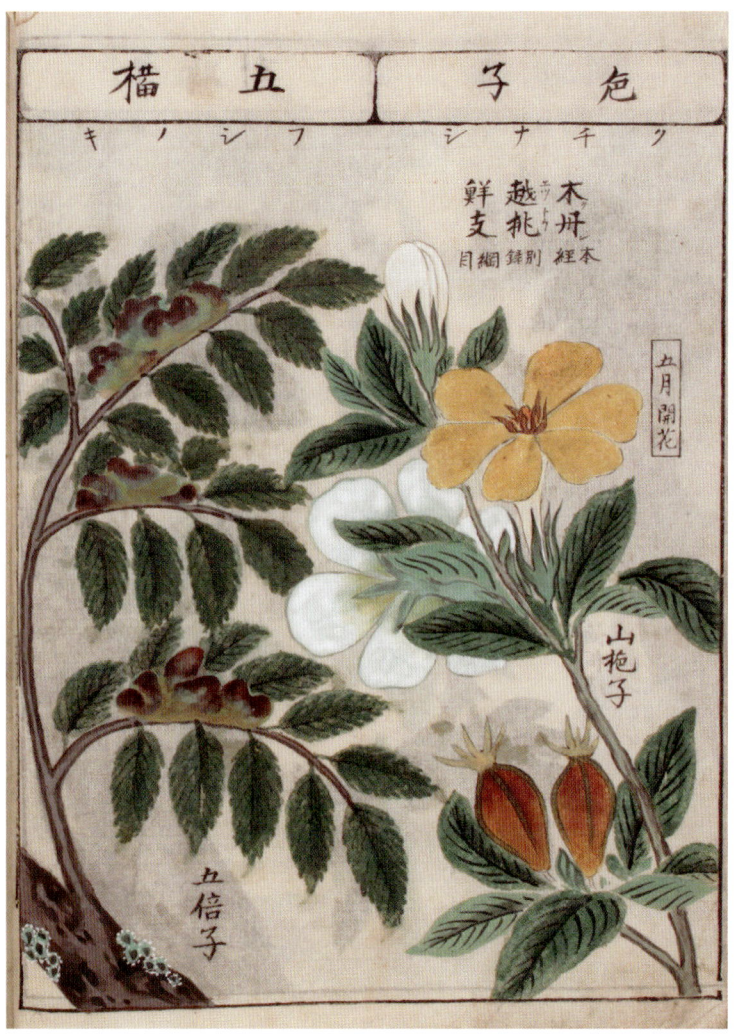

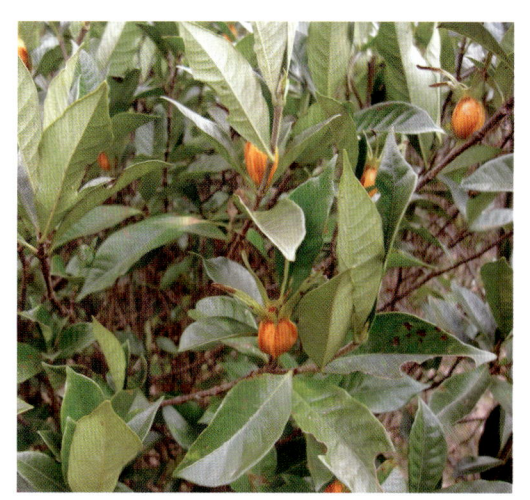

クチナシ（果実）

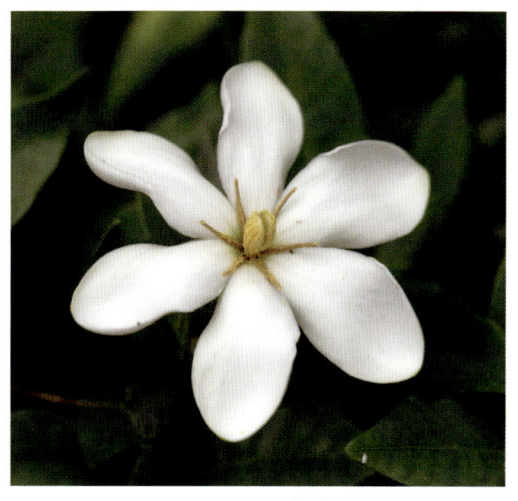

クチナシ（花）

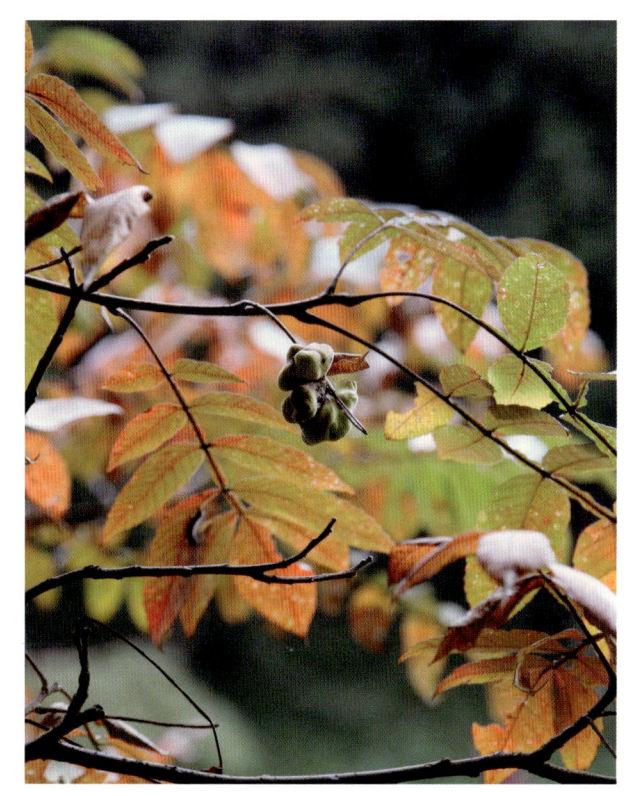

ヌルデ

589　巵子
生薬名：サンシシ
生薬ラテン名：GARDENIAE FRUCTUS
基原：アカネ科（Rubiaceae）クチナシ *Gardenia jasminoides* Ellis の果実。
原植物：日本の西南部から台湾及び中国の暖地にかけて自生している常緑低木。

590　五倍子
原植物：ウルシ科（Anacardiaceae）ヌルデ *Rhus javanica* L. 五倍子はヌルデの若芽や葉上にアブラムシ科（Aphididae）ヌルデシロアブラムシ *Schlechtendaria chinensis* Bell が寄生し、その刺激によって葉上に生成した嚢状虫癭を少時熱湯に浸した後に乾燥したもの。中国（四川、貴州、雲南など）、日本、韓国に産する。

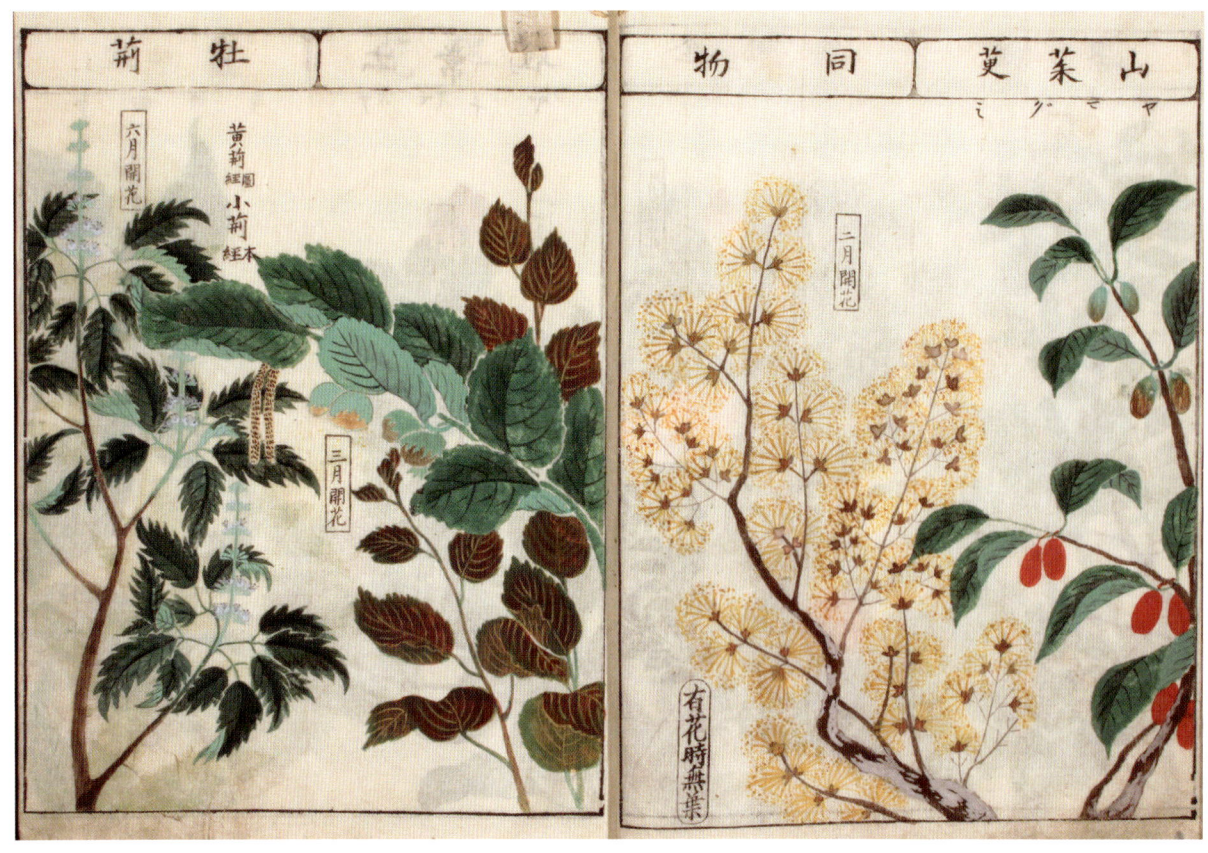

木　7-8頁

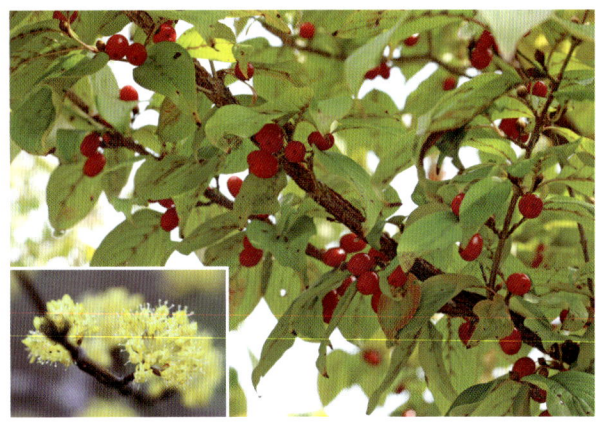

サンシュユ（果実）（左下は花）

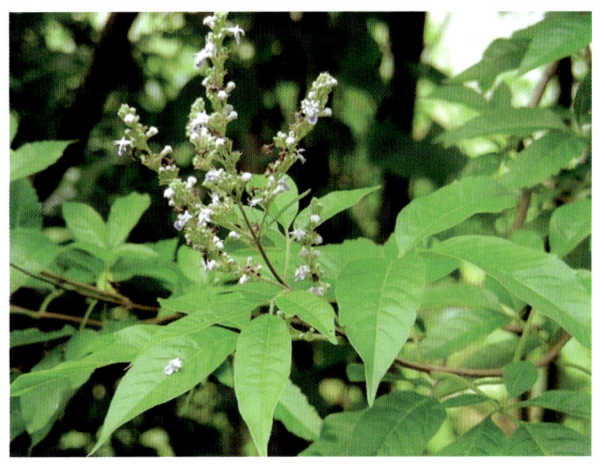

ニンジンボク（花）

593・594　山茱萸
生薬名：サンシュユ　山茱萸
生薬ラテン名：CORNI FRUCTUS
基原：ミズキ科（Cornaceae）サンシュユ *Cornus officinalis* Siebold et Zuccarini の偽果の果肉。
原植物：朝鮮半島、中国に自生し、我国では庭木として栽植される落葉性高木。

595　名称無記載
原植物：カバノキ科（Betulaceae）ハシバミ *Corylus heterophylla* Fischer ex Besser var. *thunbergii* Bl. 向陽の山地に生える落葉低木。

596　牡荊
原植物：クマツヅラ科（Verbenaceae）ニンジンボク *Vitellaria negundo* var. cannabifolia 中国原産の落葉低木。漢名では牡荊(ぼけい)。果実を牡荊子といい、鎮咳、止痛に用いる。

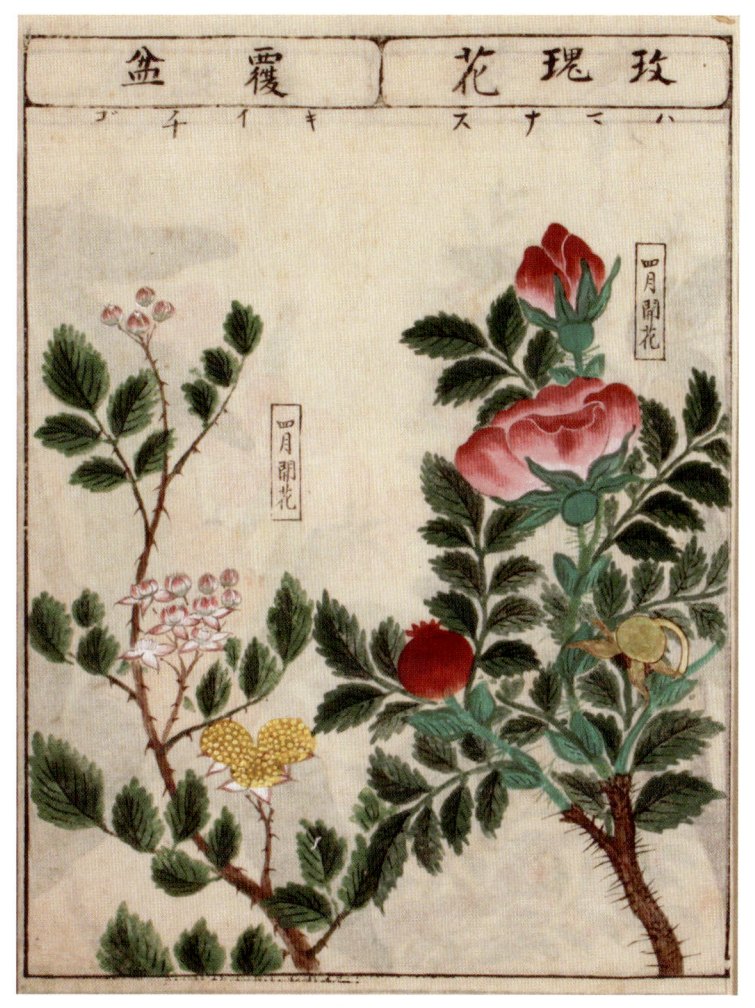

木 10頁

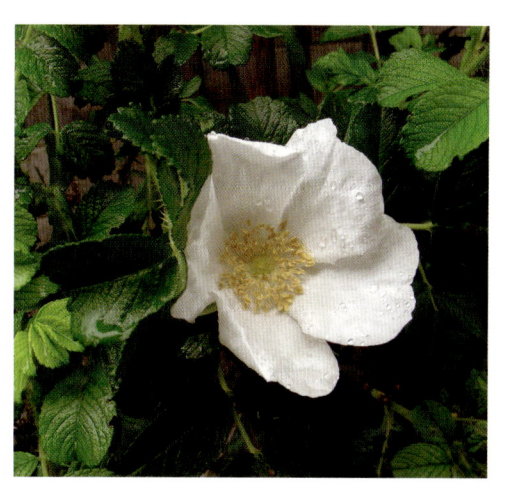

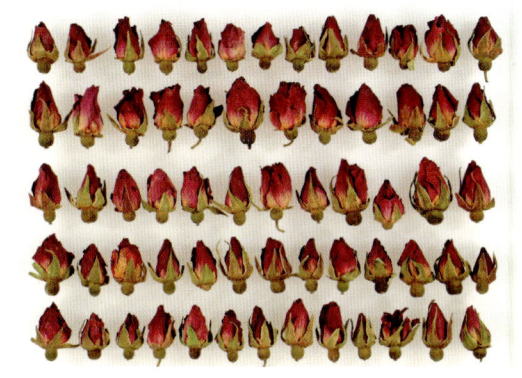

玫瑰花

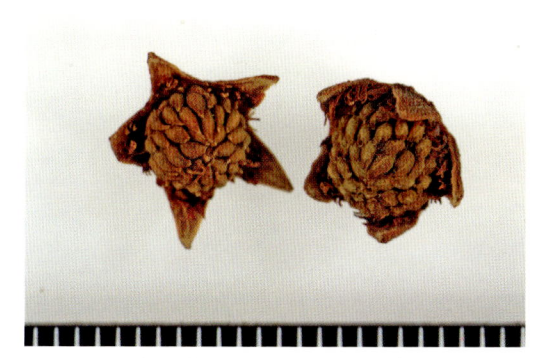

韓国産覆盆子（クマイチゴ）

ハマナシ（花）

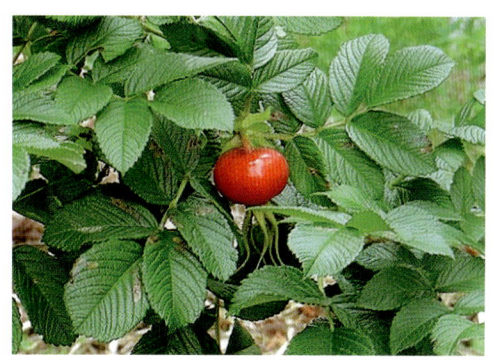

ハマナシ（果実）

599　玫瑰花

原植物：バラ科（Rosaceae）ハマナシ *Rosa rugosa* Thunb. ex Murray の満開直前の花。冷涼地の海岸に生える高さ約2mになる落葉低木。中国（安徽、江蘇、浙江、山東など）に産する。日本には江戸時代に渡来し、現在栽培されている。

600　覆盆子

原植物：バラ科（Rosaceae）ゴショイチゴ *Rubus chingii* Hu またはその他同属植物の未熟〜完熟果。中国（安徽、江蘇、浙江、江西、福建など）、韓国に産する。

備考：滋養、強壮に用いる。覆盆子という名称の由来は諸説あるが、一般に、果実とがくが枝から下垂している様子が物をのせたお盆をひっくり返した姿（覆盆）に似ているからとされる。

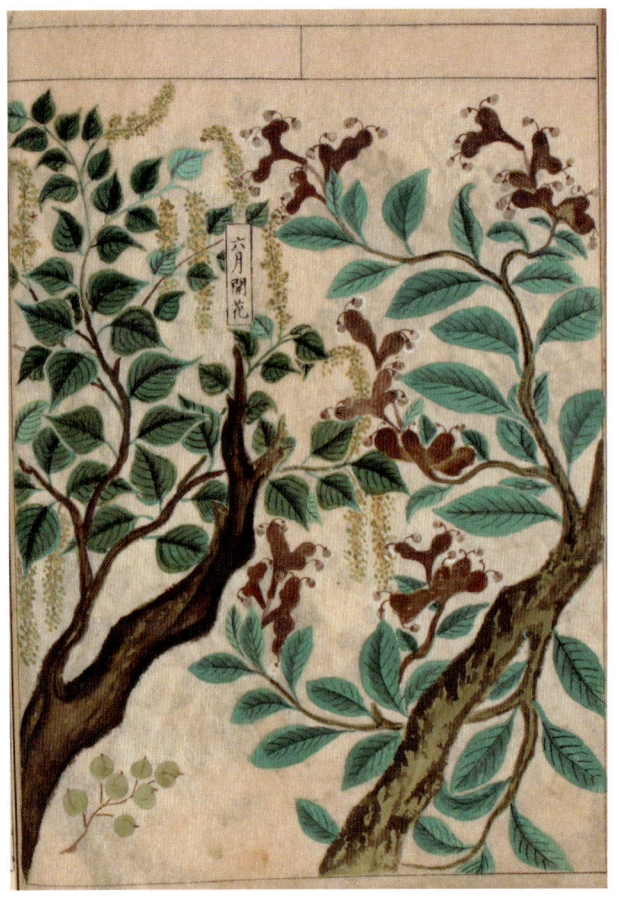

木　51頁　　　　　　　　　　　　　　　　　　　木　35頁

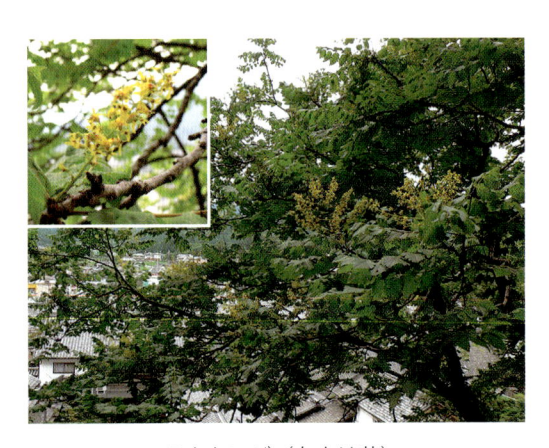

モクゲンジ（左上は花）

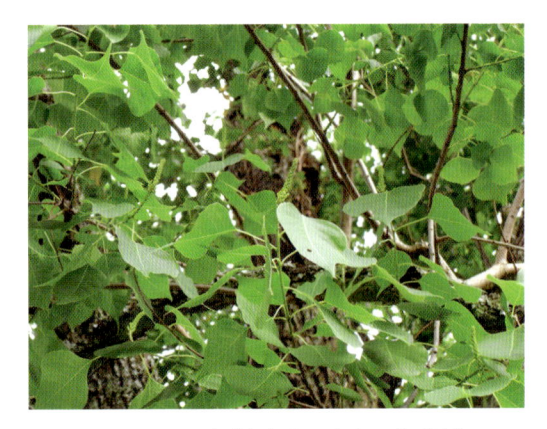

ナンキンハゼ（烏臼木：ウキュウボク）

649　名称無記載
原植物：同定不能

650　名称無記載
原植物：ムクロジ科（Sapindaceae）　モクゲンジ *Koelreuteria paniculata* Laxm. 落葉性。本州（特に日本海側）の海岸や山間に野生を見るが、自生かどうかは不明である。朝鮮半島および中国に分布し、種子は数珠にする。

681　名称無記載
原植物：クロウメモドキ科（Rhamnaceae）　ケンポナシ　*Hovenia dulcis* Thunb. 落葉高木で、高さ25mに及ぶものがある。日本及び朝鮮半島、中国に分布する。

682　名称無記載
原植物：トウダイグサ科（Euphorbiaceae）　ナンキンハゼ　*Sapium sebiferum*（L.）Roxb. 落葉高木で高さは15mにもなる。中国（山東省－雲南省）原産で、本州から琉球で栽培されるが、九州の一部では野生化しており、かつては自生するとも考えられたことがある。

松山本草リスト（動物）

鱗蟲禽獣

頁	No	生薬名	和名
2	703	蟬鯨	セミ
	704	座頭鯨	ザトフ
3	705	児鯨	チゴクジラ
	706	松粉鯨	マツコクジラ
4	707	長吹鯨	ナガフキ
	708	コトウ鯨	
5	709	鉛錘鯨	カツヲクジラ
	710	江豚鯨	イルカ
6	711	鮒	ヲフミフナ
7	712	乱蟲	
		金魚	
	713	蠧魚	
8	714	坂亦鯨	サカマタ
	715		アヤカシ
9	716	水母	クラゲ
	717	毒海月	同
11	718	蝌斗	カイルコ
	719	蟾蜍	カツタイガヰル
	720	土鴨	カイル
	721	山蛤	アカガイル
12	722	青蛙	アマカイル
	723	班猫	ハンミヤウ
	724	蟾蜍	ヒキゴト
	725	蜈蚣	ムカデ
	726	天牛	カミキリムシ
13	727	虻蟲	アブ
	728	蜻蛉	ヤンマ
	729		カトリ
14	730	野蠶蛾	

頁	No	生薬名	和名
14	731	蜻蜓	アヲトンボウ
	732	沙鶏	ヨマシクイ
	733	紺鱉蟲	カハトンボウ
	734	蚱蟬	セミ
15	735	螽斯	ハタハタ
	736	蛺蝶	
16	737	蟿螽	タケノフシ
	738	蚱蜢	イナゴ
	739	促織	カウロ
	740	螳螂	カマキリ
	741	草蟲	マツムシ
17	742	赤卒	アカトンバフ
	743		ザトフムシ
	744	土螽	
18	745	露蜂房	ハチノス
	746	白蜜	ハチノアメ
20	747		
22	748	龜	カメ
	749		スツホン
23	750	熊鷹	
24	751	鷲	ワシ
25	752	鷹	ハイタカ
	753	川原金翅	カハラヒワ
26	754	佛法鳥	ブツホウサウ
	755		日光ジヒシン
27	756	鵼	ヌヘ
28	757	鶏	モズ
29	758	青鳩	アヲバト
	759	山鳩	マバト

頁	No	生薬名	和名
30	760	鶺鴒	セグロ
	761		シリビキ
31	762	繡眼兒	メジロ
	763	桑鳸	アツトリ
32	764	蜩鷦	マメマワシ
	765	川烏雅	カワガラス
33	766	啄木鳥	キツツキ
34	767	鵯	ヒヨドリ
	768		シナイ
35	769	鵼	ヌエ
	770	鶉	ウズラ
36	771	鷽	ウソ
	772	金翅	ヒワ
37	773		イスカ
	774	鶫	ツグミ
38	775	雉	キジ
39	776	廿日鼠	
	777	水鼠	
40	778	白鼠	シロネズミ
	779	鼠	ネズミ
42	780		ヒミズ
	781	土猪	ヲゴロ
43	782	蝮蛇	マムシ
	783	赤楝蛇	ヘビ
44	784	貍	タヌキ
45	785	狼	ヲホカミ
47	786	牛	ウシ
48	787	馬	

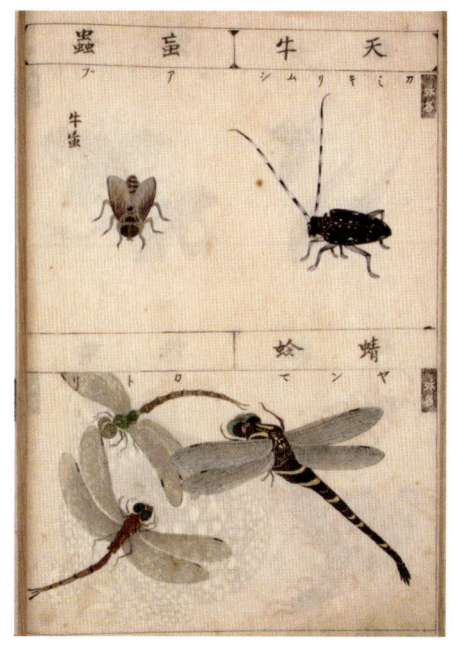

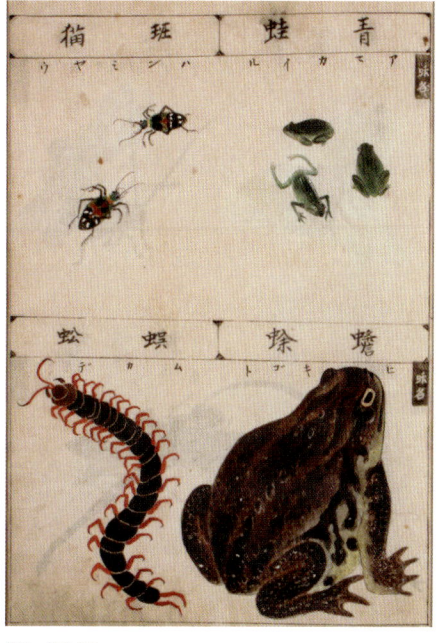

鱗蟲禽獣　12-13頁

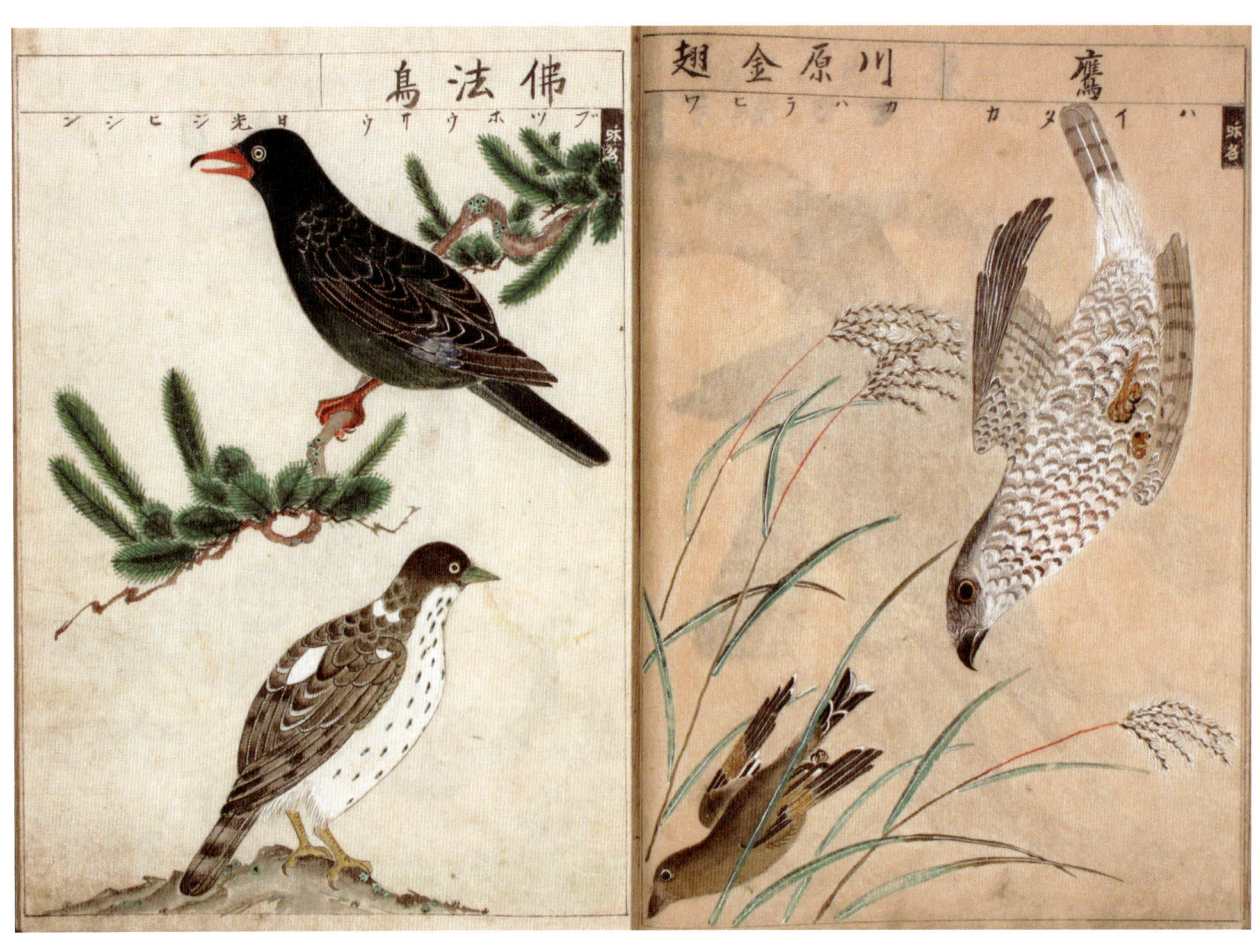

鱗蟲禽類　25-26頁

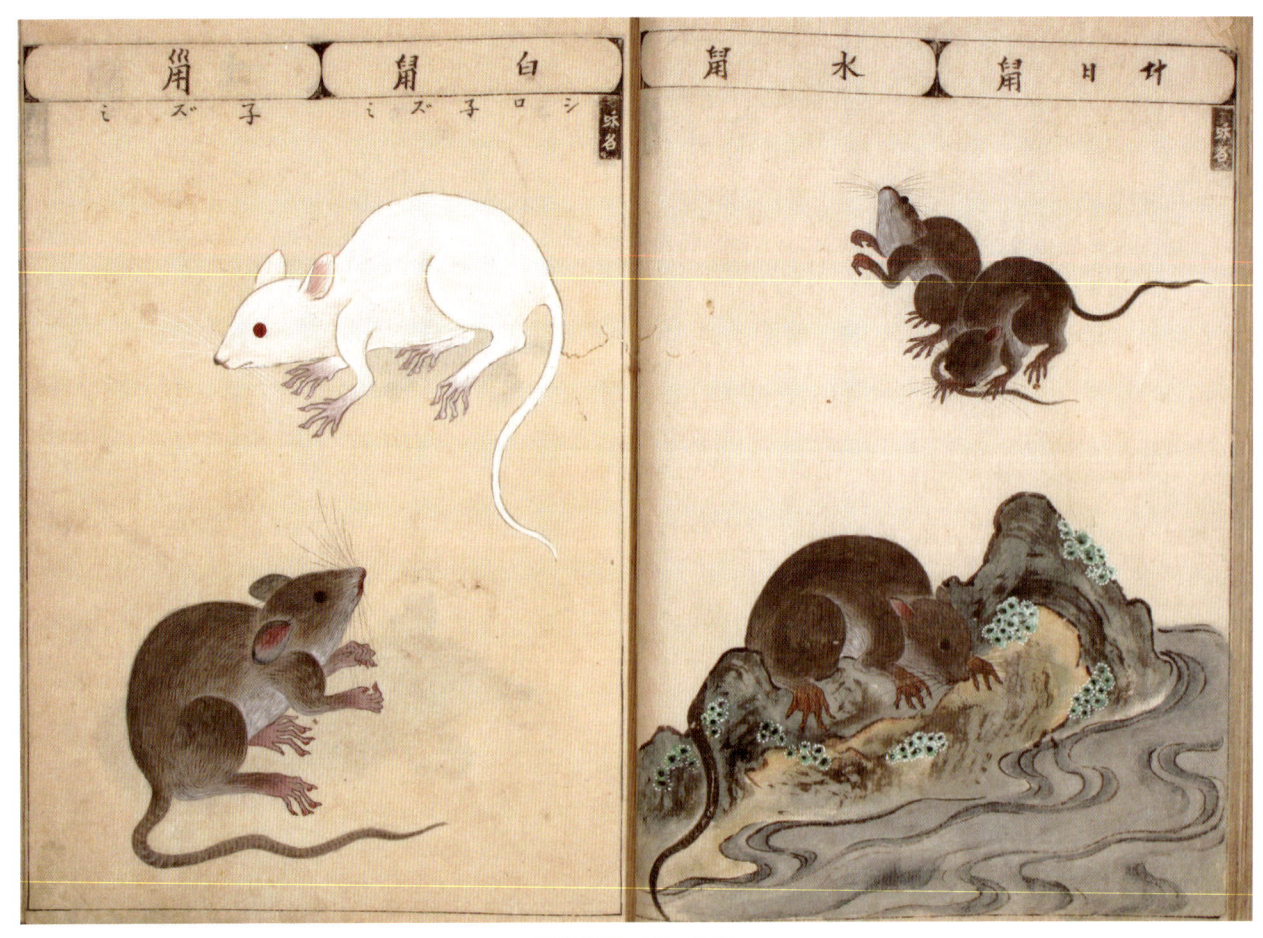

鱗蟲禽類　39-40頁

介

頁	No	生薬名	和名
2	788	左牧榮螺	
	789	蛸 枕	
	790	上 牧	
	791	月 日 介	
3	792	櫻 介	
	793	真 珠	タマガイ
	794	板 介	
	795	鸚 鵡 螺	
4	796	蛸 舟	
	797	一 重 介	
	798		
	799		
5	800		
	801		
	802		
	803		
6	804	巻 絹	
	805	鐵 介	
	806	山 椒	
	807	車 介	
7	808	舩 介	
	809	琵 琶	
	810		
	811	餅 介	
8	812	花 車	
	813	細 螺	
	814		
	815		
9	816	鳳 凰	
	817	孔 雀	
	818		
	819		
10	820	水 葵	
	821	葵 介	
	822	烏 帽 子	
	823	鬘 介	
11	824	玉 介	
	825	瑠 璃	
	826	刺 螺	
	827	野 猪	
12	828	駒 爪	
	829	象 介	
	830	牡 丹	
	831	山 吹	
13	832	風 鳥	
	833	羽 衣	
	834	琥 珀	
	835	玉 浅 利	
14	836	海 鏡 介	

頁	No	生薬名	和名
14	837	都 海 螺	
	838	翁 介	
	839	紫 介	
15	840	身 無	
	841	海 器	
	842	伽 羅	
	843	車 軸	
16	844	朝 日	
	845	放 髮	
	846	鷄 頭	
	847	鍬 介	
17	848	唐 獅 子	
	849	梵 螺	
	850	尻 高	
	851	蠶 介	
18	852	傘 介	
	853	長 刀 螺	
	854	雛 介	
	855	獅 子	
19	856	桃 介	
	857	蟶 介	
	858	石 蜐	
	859	呉 眼	
20	860	紅 葉	
	861	編 笠	
	862	貝 甲	
	863	連 雀	
21	864	細 螺	
	865	鍾 馗	
	866	立 波	
	867	長 良	
22	868	袖 介	
	869	千 尋	
	870	霰 介	
	871	夕 顔	
23	872	紅 文 蛤	
	873	巾 著	
	874	調 介	
	875	花 筐	
24	876	姫 蜷	
	877	巴 介	
	878	翠 介	
	879	富 士 文 蛤	
25	880	姫 辛 螺	
	881	網 介	
	882	桔 梗	
	883	夜 泣	
26	884	白 鷹	
	885	鶉 介	

頁	No	生薬名	和名
26	886	姫 浅 利	
	887	糸 梵 螺	
27	888	組 糸	
	889	口 紅	
	890	松 介	
	891	扇 文 蛤	
28	892		
	893		
	894		
29	895	鶯 介	
	896	鷺 介	
	897	魁 蛤	
	898	朝 顔	
30	899	玉 虫	
	900	篳 篥	
	901	狐 唄	
	902	狐 介	
	903		
31	904	角 介	
	905	蔦 介	
	906	芭 蕉	
	907	哥 枕	
32	908	御 簾	
	909	白 蛇	
	910	廣 羽	
	911	朱 鷺	
33	912	香 箸	
	913	雲 雀	
	914	鸚 鵡	
	915	葛 介	
34	916	色 介	
	917	千 種	
	918	溝 介	
	919	片 津	
35	920	鹽 介	
	921	蜆 介	
	922	浅 利 介	
	923	文 蛤	
36	924	華 介	
	925	白 介	
	926	櫻 介	
	927	波 間 柏	
37	928	忘 介	
	929	錦 介	
	930	簾 介	
	931	擣 衣	
	932	嶋 薄	
38	933	瓶 子	
	934	羽 帚	

頁	No	生薬名	和　　名
38	935	螢　介	
39	936	蝮　介	
	937	陣　笠	
	938	筆　子	
	939	鞘　巻	
40	940	白寄居	
	941	鉄寄居	
	942	縮寄居	
	943	蟬　介	
41	944	葡　萄	
	945	熊　手	
	946	臙　當	
	947	唐　松	
42	948	鬘　介	
	949	雉　子	
	950	光　螺	
	951	銚　子	
43	952	銀　唄	
	953	白　介	
	954	燕　介	
	955	海　燕	
44	956	扇　子	
	957	團　扇	

頁	No	生薬名	和　　名
44	958	蜻　蛉	
	959	松　虫	
45	960	甲　介	
	961	鎧　介	
	962	玉　椿	
	963	芙　蓉	
46	964	角　総	
	965		
	966		
	967		
47	968	細　螺	
	969	卽君子	
	970		
48	971	烏　介	
	972	雀　介	
	973	阿古耶	
	974	千鳥介	
49	975	海　扇	
	976	浦打介	
	977	石決明	
	978	梵　螺	
	979	身　無	
50	980	葦　介	

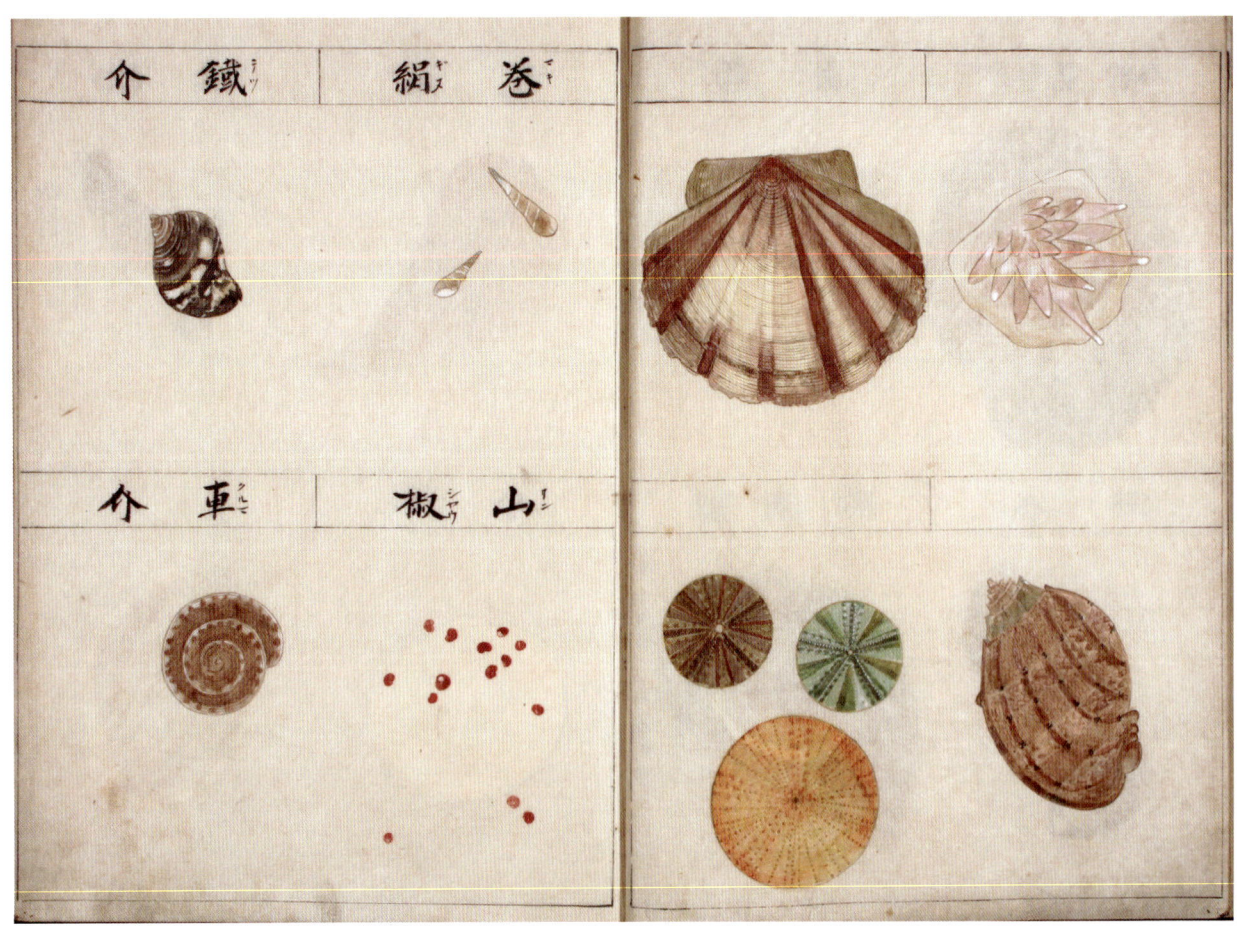

頁	No	生薬名	和　　名
50	981	空背介	
	982	物　荒	
	983	小　介	
51	984	玉　珧	
	985	嶋寄居	
	986	榧　子	
52	987	楊　梅	
	988	梭　介	
	989	甲　香	
	990	小　鳥	
53	991	伊豫簾	
	992	小　紋	
	993	卵　子	
	994	蛞　介	
	995	福　壽	
54	996	梅花介	
	997	瞿　麥	
	998	眞蕪枋	
	999	紫　介	
	1000	都　介	
55	1001	枕　介	
	1002	榮　螺	
	1003	片　介	

介　5-6頁

IV 薬草のタイムカプセル
旧薬園に生きる植物

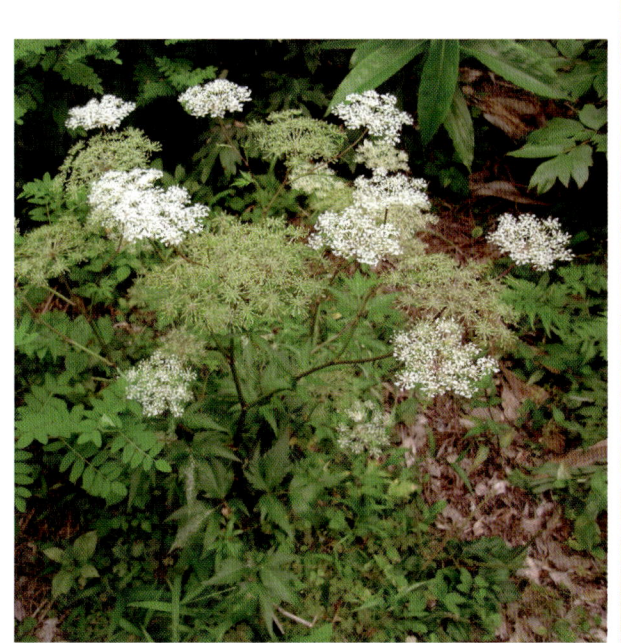

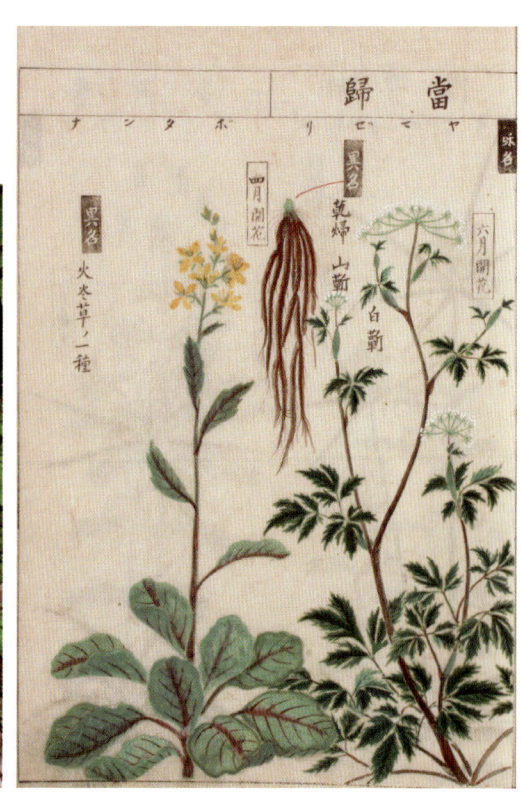

ヤマトトウキの花と松山本草図

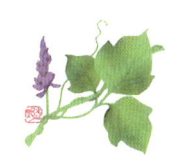

旧薬園に生きる植物 —— 薬草園への誘(いざな)い

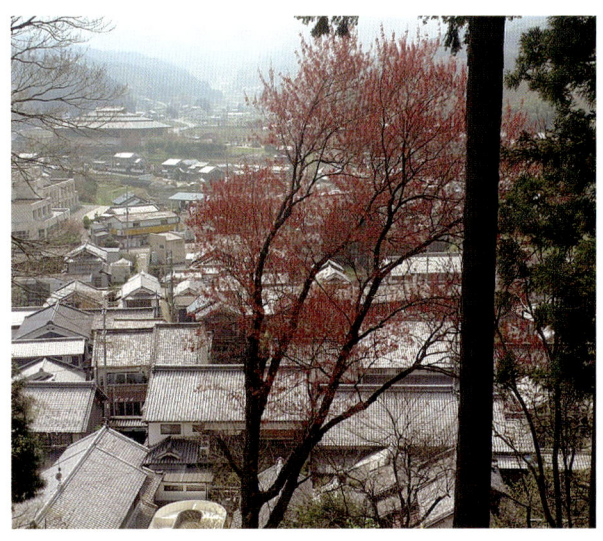

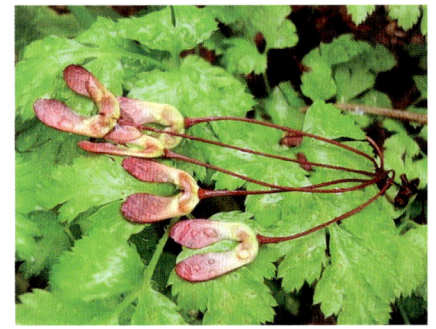

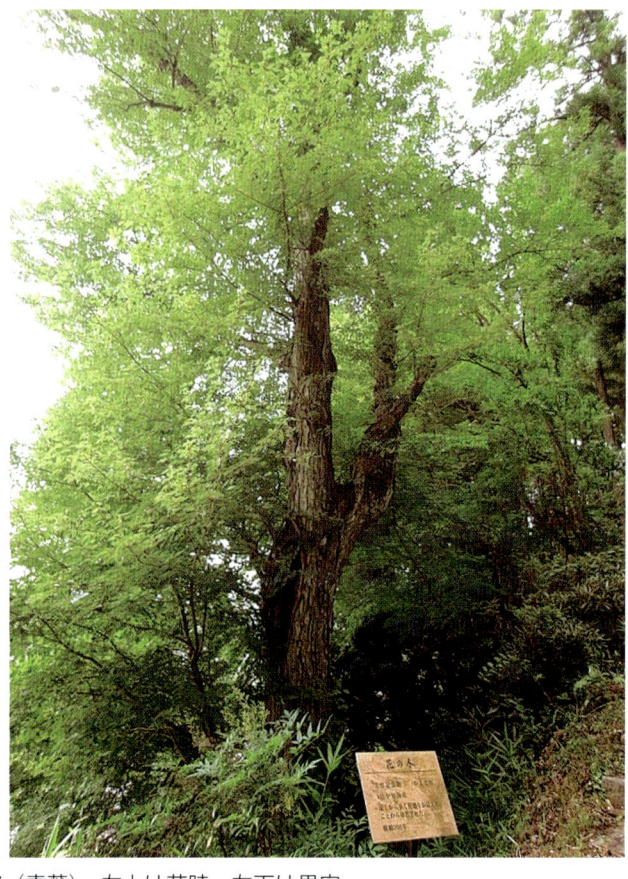

旧薬園内のハナノキ　右は樹姿（青葉）、左上は花時、左下は果実

　旧薬園は現存する日本最古の私立植物園で、現在も薬用植物を学ぶのに適した薬園です。石水亭横の中門をから山側の坂道を進むと、昔を物語る植物たちが繁茂しています。では、旧薬園見取り図の地図と薬草リストを参照し江戸時代へタイムスリップしてみましょう。

　石水亭から御涼の小屋建ての休息所付近には、モクゲンジ（センダンバノボダイジュ）、ニンジンボク、ロウバイ、テンダイウヤクなどの薬園時代の遺物と思われる漢種草木が見られます。季節により、すべての植物がいつも見られるわけではありませんが、坂道の左右には、アカネ、ドクダミ、スイカズラ、シャクナゲ、サンシュユ、ハナノキ、サンキライ、カタクリ、チゴユリ、ナルコユリ、ヤマトリカブト、イカリソウ、マムシグサ等が繁茂しています。坂道を上り詰めると、平坦な台地となり、圃場にはスズラン、トリカブト、ポドフィルム、アミガサユリ、カノコソウ、セリバオウレン、フタバアオイが、やや高くなった見本畑にはシャクヤク、ジギタリス、カラスビシャク、フクジュソウ、トウスケボウフウ、オタネニンジン、カノコソウ、カンゾウ、ウイキョウ、ヤマユリ、サフラン等が栽培されています。残念ながら、桃岳庵の南庭にあったナツツバキの古木は2010年に枯死したため、今は若木が植えられています。

　桃岳庵を東にでた小径を行くと、左手の畑には、トウキ、サラシナショウマ、ヨロイグサ、エビネ、オオツヅラフジ、ホルトソウ、ホソバオケラ等が栽培されており、祠堂に通じています。祠堂下の圃場には、センキュウ、ミシマサイコ、ビャクブ、ハシリドコロ、ウコン、リンドウ、オウゴン、ニンニク、ベニバナ、ハトムギ、ウマノスズクサ、ハッカ、キキョウ、カサモチ、トクサ、ハマナス、クチナシ、クララ、ハナスゲ、ゴシュユ、ギボウシ、シランがあります。

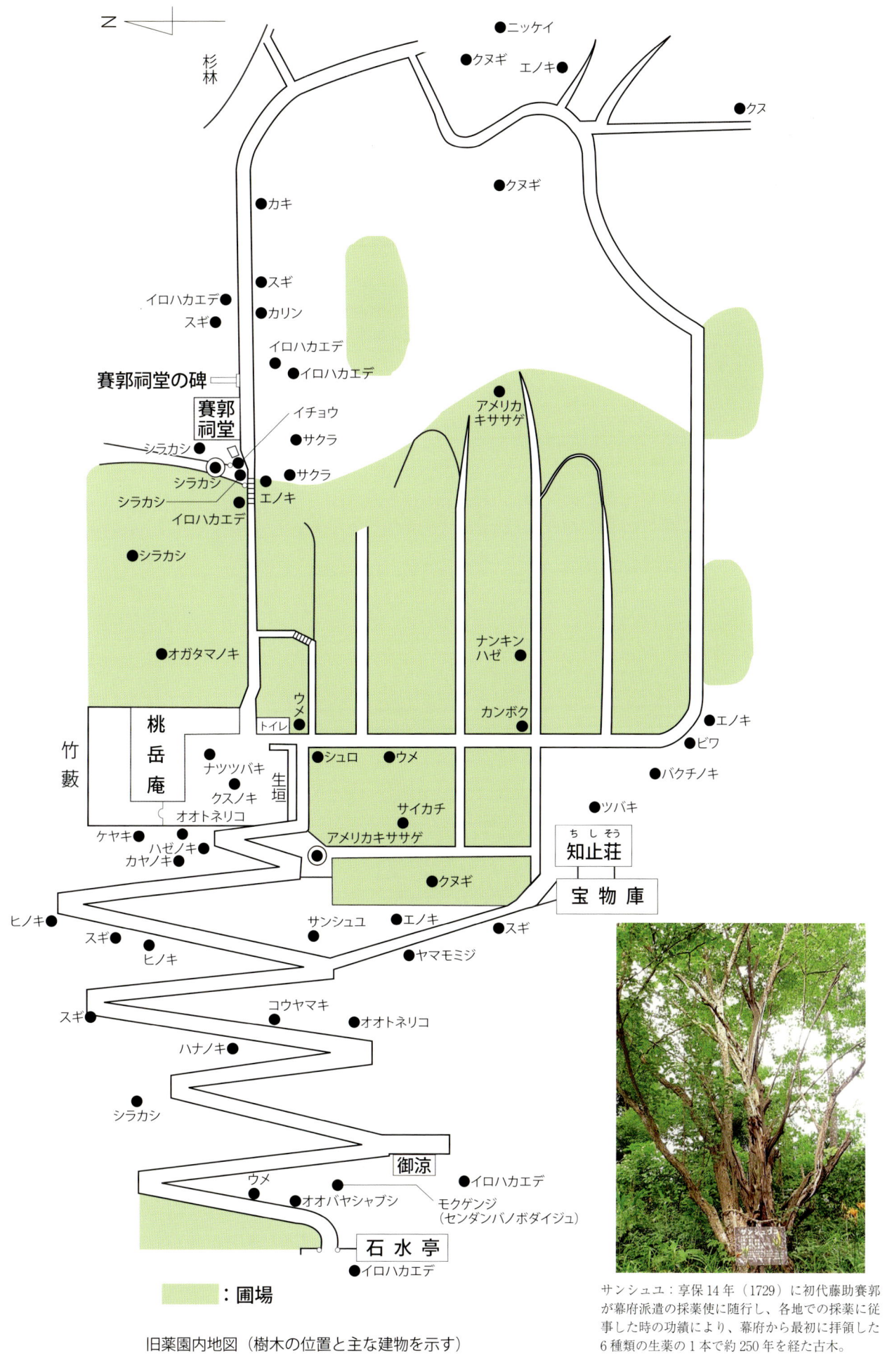

旧薬園内地図（樹木の位置と主な建物を示す）

：圃場

サンシュユ：享保14年（1729）に初代藤助賽郭が幕府派遣の採薬使に随行し、各地での採薬に従事した時の功績により、幕府から最初に拝領した6種類の生薬の1本で約250年を経た古木。

65

旧薬園内圃場の植物（地図中の黄緑色部分に生息する植物の一部）

名称（植物和名・総称名も含む）	生薬名・別名・異名	薬用・有用部分	薬効・活用他	開花時期
アカヤジオウ	地黄	根	清熱・強壮・補血・解熱	6～7月
アマチャ	甘茶	葉・枝先	甘味、矯味剤	6月
アミガサユリ	貝母	鱗茎	鎮咳・去痰・消炎	4月
イカリソウ	淫羊霍	全草	強精・強壮	4月
イヌサフラン	コルヒクム	種子・鱗茎	痛風・鎮痛　有毒	11月
イノコズチ	牛膝	根	利尿・通経	9月
ウイキョウ	茴香・フェンネル	果実	健胃・去痰・利尿・駆風	7～8月
ウツボグサ	夏枯草	花穂	利尿・腎炎・膀胱炎	6～8月
オオツヅラフジ	防已	茎・根茎	利尿・鎮痛	7～8月
オオバコ	車前草・車前子	全草・種子	鎮咳・去痰・利尿・消炎	4～9月
ジャノヒゲ	麦門冬	根	血糖降下・浮腫抑制	6月
オタネニンジン	朝鮮人参	根	抗疲労・滋養・強壮・抗ストレス・降圧	6～7月
オニユリ	百合	鱗茎	強壮・鎮咳・消炎・精神安定	7～8月
カノコソウ	吉草根	根茎・根	鎮痛・鎮静・通経	5～6月
カミツレ	カモミール	花	発汗・駆風・消炎・鎮痛・健胃	5～6月
カラスビシャク	半夏	塊茎	鎮吐・鎮咳	6月
カワラヨモギ	茵蔯蒿	花穂	利胆・消炎性利尿	6～7月
カンゾウ	甘草	根	緩和・鎮痛・鎮痙・去痰・解毒・甘味料	6～7月
キキョウ	桔梗根	根	鎮咳・去痰・消炎・排膿	8～9月
キバナオウギ	黄耆	根	止汗・利尿・強壮	6～7月
クコ	枸杞子・地骨皮	果実・根皮	滋養・強壮・強精薬	8～9月
クサスギカズラ	天門冬	根	鎮咳・去痰	7～8月
クチナシ	山梔子	果実	消炎・排膿・皮膚疾患・	5～7月
ゲンノショウコ	玄草・現の証拠	全草	止瀉・整腸・健胃	7月
コガネバナ	黄芩	根	消炎・解毒・健胃消化・止瀉	8～9月
サフラン	蕃紅花	柱頭	通経・鎮静・鎮痛・食品着色	10～11月
サラシナショウマ	升麻	根茎	消炎・解毒	10月
サンショウ	山椒	果皮	芳香性辛味健胃	5～6月
ジギタリス	ジギタリス葉	葉	強心・利尿　有毒	6月
シシウド	唐独活	根	関節炎・発汗・鎮痛・駆風	9月
シャクヤク	芍薬	根	鎮静・鎮痛・鎮痙・収斂	5月
シラン	白及	根茎	収斂・止血	5月
スイカズラ	忍冬・金銀花	葉茎・花蕾	清熱・解熱・健胃・利尿・消炎	5月
セリバオウレン	黄連	根茎	苦味健胃・殺菌・止瀉	2～3月
センキュウ	川芎	根茎	活血・鎮痛・強壮・駆瘀血	9月
ダイオウ	大黄	根茎	大腸性瀉下・消炎性健胃・駆瘀血	8月

名称（植物和名・総称名も含む）	生薬名・別名・異名	薬用・有用部分	薬効・活用他	開花時期
タンポポ	蒲公英	根	清熱・利水・催乳・健胃	3〜4月
ツルドクダミ	何首烏	根	強壮・強精・疲労回復・潤腸	9月
テンダイウヤク	烏薬	根	健胃・鎮痙・鎮痛	3〜4月
トウキ	当帰	根	補血・活血・強壮・鎮痛・鎮静	8〜9月
トウゴマ	蓖麻子	種子	瀉下・ヒマシ油原料 有毒	8〜9月
ドクダミ	十薬	全草	解熱・解毒・消炎・緩下	6〜7月
トチバニンジン	竹節人参	根茎	去痰・抗炎・中枢抑制・鎮咳	7月
トリカブト	烏頭・附子	根	鎮痛・強心・利尿 有毒	9〜10月
ナルコユリ	黄精	根茎	滋養・強壮・通風・リウマチ	5〜6月
ノイバラ	営実	果実	利尿・瀉下	5月
ハシリドコロ	ロートコン	根・根茎	鎮痛・鎮痙 有毒	4月
ハッカ	薄荷	地上部	疏散風熱・清涼・健胃・消炎	8〜10月
ハトムギ	薏苡仁	種子	血糖降下・抗腫瘍	10月
ハナスゲ	知母	根茎	血糖降下・解熱	8月
ハナミョウガ	伊豆縮砂	種子	芳香性健胃・整腸	6月
ベニバナ	紅花	花	月経異常、更年期障害、染料	7月
ホソバオケラ	蒼朮	根茎	利尿・発汗・健胃・整腸	9〜10月
ボウフウ	防風・藤助防風	根・根茎	解熱・鎮痛・鎮痙	8〜9月
ボタン	牡丹皮	根皮	解熱・鎮痛・鎮痙・駆瘀血	4〜5月
ホップ	ホップ腺（腺鱗）	花穂	苦味健胃・鎮静・利尿・ビール香味料	7月
マタタビ	木天蓼	果実(虫瘤)	鎮痛・強壮・止瀉	6〜7月
マオウ	麻黄	草質茎	発汗・鎮咳・去痰	6〜7月
ミシマサイコ	柴胡	根	解熱・鎮静・消炎・鎮痛	8〜10月
ヨロイグサ	白芷	根	発汗・鎮痛・活血・解毒・排膿	8〜9月
リンドウ	竜胆	根・根茎	苦味健胃、清熱燥湿	9〜11月

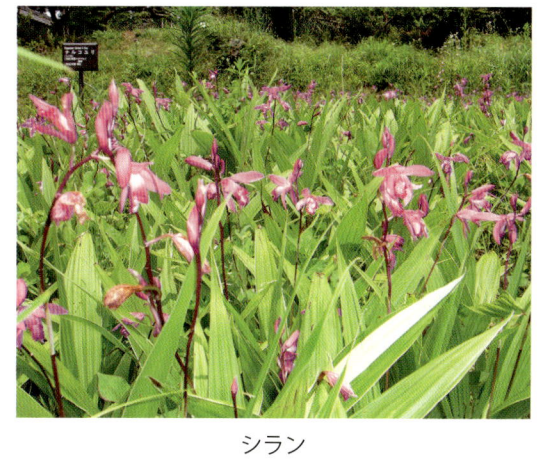

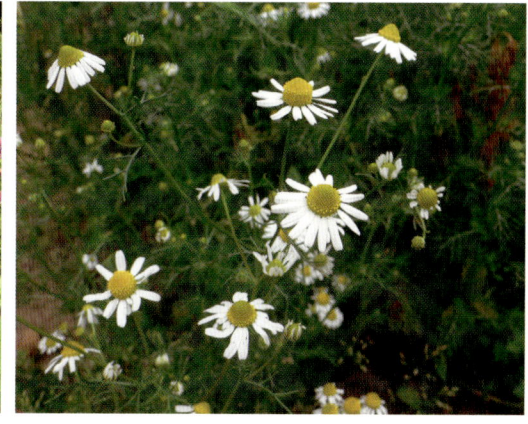

シラン　　　　　　　　　　　カミツレ

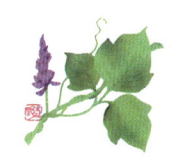

カタクリと賽郭

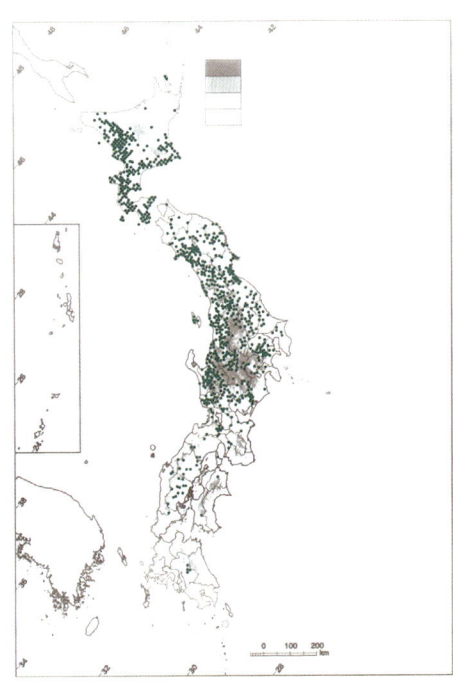

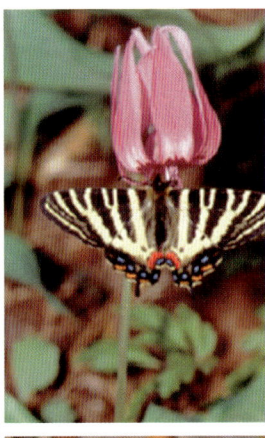

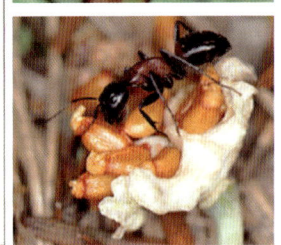

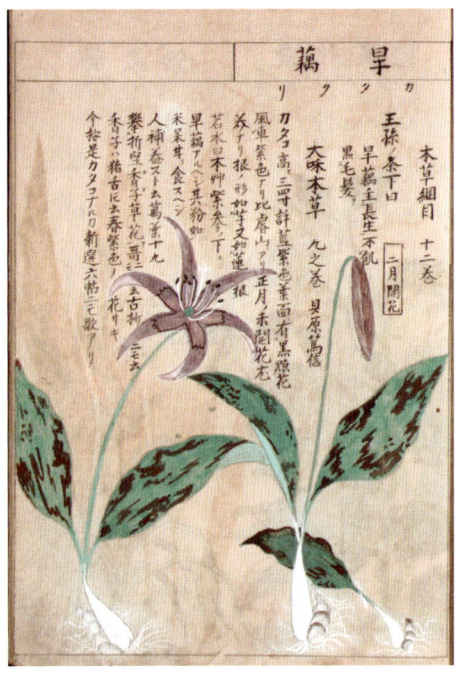

左図は日本のカタクリの群生地。関西では希少なことが分かる。写真中央のように繁殖には昆虫の介在が必要。
（© 2005 the Society for the Study of Spicies Biology Plant Spicies Biology 20, 64-74 を改変）右図は松山本草

大昧本草　九之巻　貝原篤信
『カタコ　高二尺許茎紫色葉面ニ有黒點花カサクルマノ如シ紫色ナリ比叡山ニアリ正月ノ末開花尤美ナリ根ノ形芋ノ如ク又蓮根ノ如シ若水云本草紫參下ニ出タル早藕ナルヘシ其粉如米 味甘シ食スヘシ人ヲ補益スト云〇萬葉十九攀折堅香子草花ヲ哥 古抄ニ云香子ハ猪舌トモ云春紫色ノ花サク今按是カタコナルカ新選六帖ニモカタカコノ歌アリ』

【訓読】
カタコ　高さは二尺ほどで茎は紫色、葉の表面に黒い斑点がある。花はかざぐるまのようである。紫色をしている。比叡山に生えている。正月の末に花を開くのが最も美しい。根の形は芋のようでまた蓮根のようである。若水（稲生若水）は本草の紫蔘の項目に出ている早藕にちがいないと言っている。その粉は米のようで味は甘く、食べることができる。人を補益するという。
　万葉集十九巻に堅香子草の花を攀じ折る歌というものがある。古抄（物類呼称のことか）では香子は猪舌ともいい、春に紫色の花が咲く。今思うに、これがカタコではないか。新選六帖（＝新撰六帖題和歌）にもカタカコの歌がある。
※万葉集の和歌：　物部の八十乙女らが汲みまがふ　寺井の上の堅香子の花（大伴家持）
※新選六帖の和歌：妹かくむ寺井のうえのかたかしのさくほどに春ぞ成ぬる（藤原良家）
　　　　　　　　　あずさゆみ春の山べに子供らと摘みしかたこを喰べばいかがあらむ（良寛）

　松山本草の大部分が植物図以外に名称、開花時期程度しか説明されていないのに対し、カタクリの頁は、本草綱目や大和本草の説明文が空白いっぱいに書かれています。蕾及び開花状態の2株について全草が描写されていることから、藤助賽郭の思いがより一層伝わってくるようです。カタクリは、早春の山野に紅紫色の可憐な花を群生して咲かせます。堅香子（カタカゴ）とも呼ばれるこの花と藤助賽郭の出会いは、若き日、植村佐平次と最初の室生山への採薬調査に随行して、神末村でカタクリの群落を発見したことに始まります。この発見以後、カタクリ粉製造の端緒を得たと記されています。

　カタクリ（*Erythronium japonicum* Decne.）は、ユリ科カタクリ属の植物で、主に本州中部以北の日本海側の山部に分布し、関西での群生地は希少です。長年、植物の生活史を研究されている河野昭一氏は、分子系統樹の上に形態形質、生活史形質などを重ね合わせて、系統的制約と環境的制約の相互作用の解析に取り組み、カタクリを対象とした固有の生活史パターンを明らかにしました。カタクリは7年以上育たないと花をつけません。そして分泌物に誘われたアリが種子を運びます。その寿命は30年以上とされています。花が育つには、森全体の調和が必要であることが指摘されています。

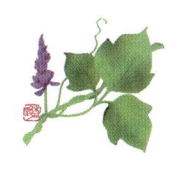

ナツツバキと森野家

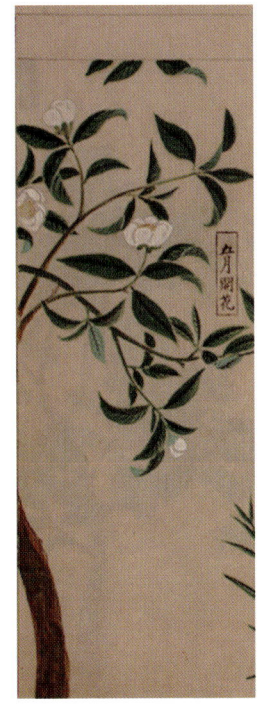

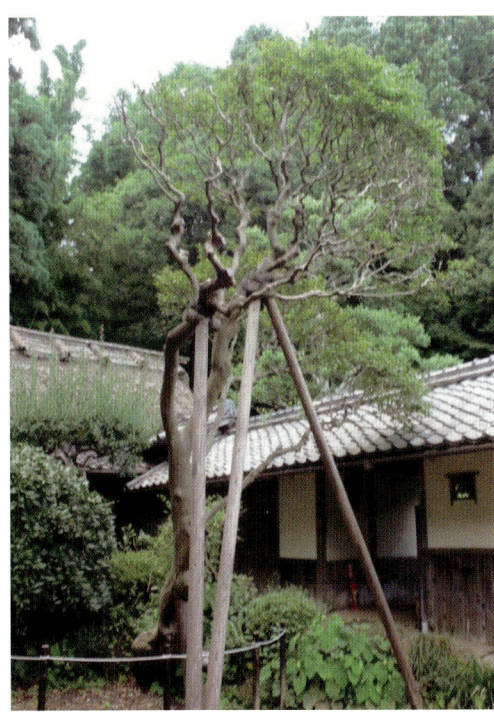

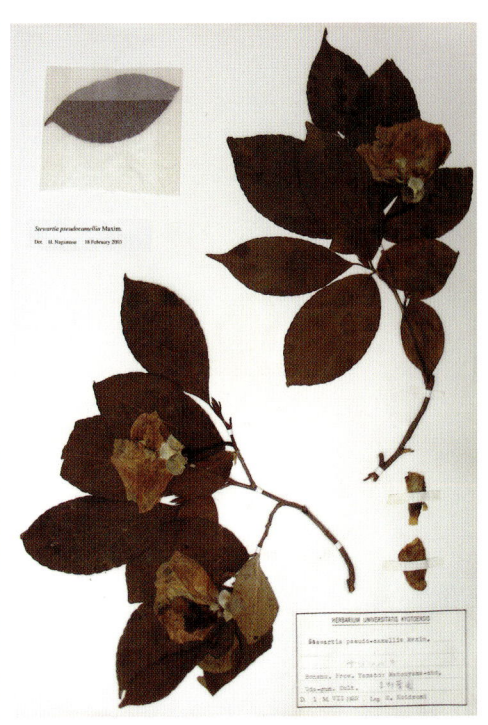

旧薬園のナツツバキ。左図は松山本草。

旧薬園のナツツバキのさく葉標本
（京都大学総合博物館所蔵）

　ナツツバキ（Stewartia psedo-camellia Maxim.）は、ツバキ科ナツツバキ属の植物で、一名をシャラノキといいます。釈迦が入滅したとき、花を咲かせ、直ちに散った沙羅双樹にちなんだ木とされていますが、いつ、だれがそう言い始めたのかは不明です。本来、仏教の聖樹である沙羅双樹はインド原産で、熱帯の樹木サラノキ（フタバガキ科ショレア属）を指します。いずれも白い花は咲きますが、分類学的にはまったく異なる植物です。ナツツバキ属は、アメリカ合衆国の大西洋側に2種、日本に3種（ナツツバキ、ヒメシャラ、ヒコサンヒメシャラ）、朝鮮半島に1種、中国に2種あり、世界では8種が確認されています。東アジアと北米に隔離分布している有名な植物の一つです。

　日本のナツツバキは、本州、四国、九州に分布し、非人為的環境、すなわち、深山幽谷に生息する深山の樹です。5枚の花弁からなる純白の花は1日咲くと花姿を保ったまま落ちてしまいます。そのはかなさ故か、いつしか寺院・茶室の庭に好んで植えられるようになりました。緑に覆われた薬園を美しく彩るナツツバキは、清廉潔白の象徴にも思えます。

　藤助賽郭が育て慈しんだであろうナツツバキは、松山本草の「芳草・灌木」の巻に、名称はなく開花時期のみ記された姿で描かれていたのを我々が発見しました。おそらく当時は、若木でまだ樹高も低かったことでしょう。なお、大宇陀町史（1959）に「シロヤマブキ」と記されていましたが、描かれた花や葉の形状から、我々はナツツバキ属と同定しました。その後毎年、桃岳庵の庭で咲き続けた老木は、森野家の手厚い手当の甲斐なく、2010年に枯死しました。

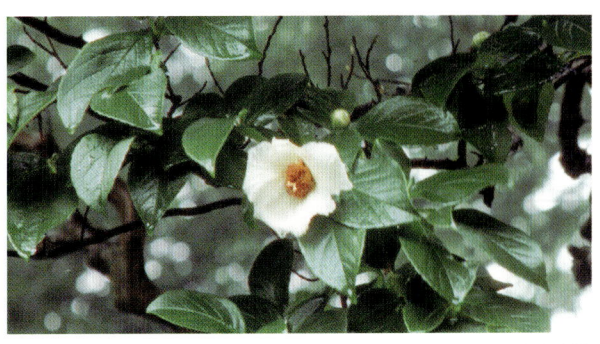

旧薬園のナツツバキ（撮影：織田努／写真協力：世界文化社）

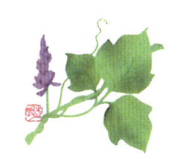

植物相調査からみる
半栽培(半自然)モデルとしての旧薬園

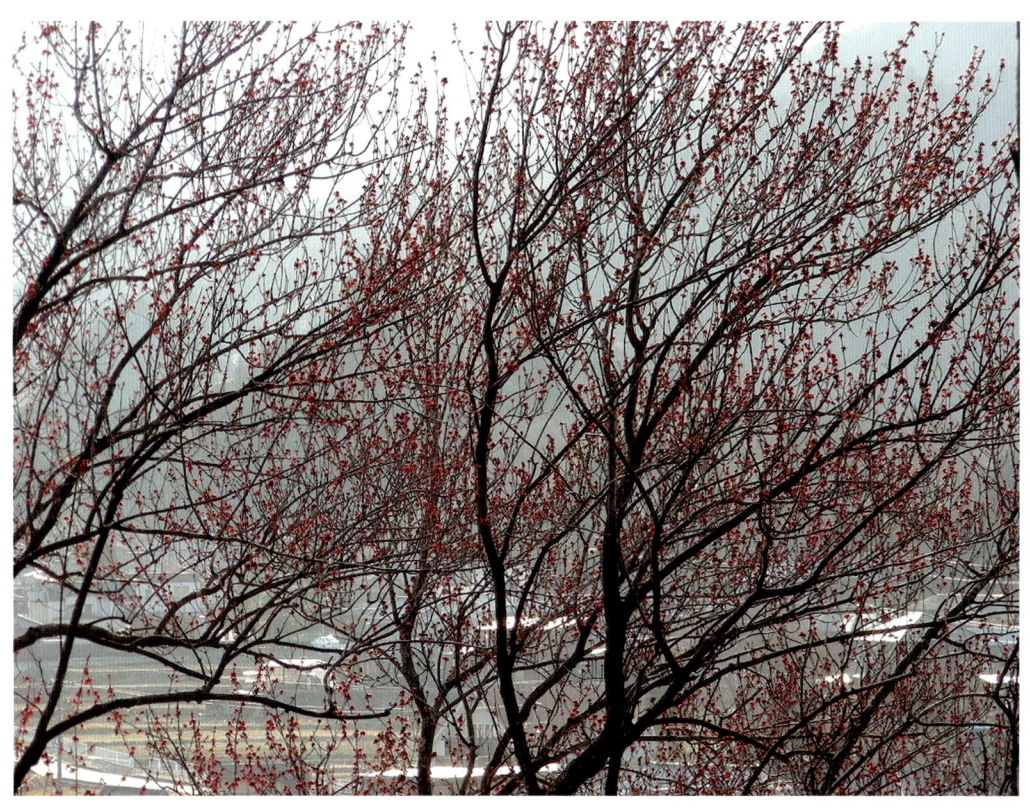

旧薬園のハナノキの大木
日本のごく限られた地域にしか自生せず、旧薬園とその周辺は自生地ではないが、旧薬園の環境が適していたのか自然実生によって増殖しつつある。カエデ科の植物にしては珍しく花が人目を引くほど大きい。

　近年、里山*保全の現場では人と自然とのかかわりが重要視されています。生物多様性は人と自然との共生関係によって成立し、動植物を持続的に利用する文化によって支えられてきました。森野旧薬園における植物の管理では、半栽培(半自然)という人と自然とのかかわりがみられます。半栽培は農学や環境社会学以外の分野ではあまり使われない言葉ですが、古代から続く持続低利用の知恵を反映する行為です。積極的な栽培行為に比べ、単位面積当たりの収穫量や植物の成長量は低いとされますが、栽培化症候群**を抑制し、自生地の保全が容易になります。我々は植物相調査結果(2010年7月～2011年5月)から、旧薬園の現況は半栽培に特徴づけられていると考えました。旧薬園では、近代的な薬草園の管理方法とは異なり、里山でよくみられる繁殖状態が見られます。そこで、半栽培モデルとしての旧薬園の意義について調査結果から考察したいと思います。

　旧薬園では、セリバオウレン、フタバアオイ、カタクリ、アマナ、アミガサユリなどの植物が耕作地以外の場所で群生しており、中にはレッドデータブック(RDB)掲載植物も含まれます。これらの植物は播種や苗の移植によってではなく、自然実生(またはこぼれ種)によって繁殖が維持されています。そこでは植物の管理が放棄されているのではなく、管理人の原野悦良氏による育種・育苗の工夫が施されています。それは、不要な雑草を取り除いたり、日当たりを調整するために高木を意図的に残したりするなどの薬草類にとって好適な環境の管理で、日々行われています。すなわち、このような行為が、積極的な栽培や無管理状態と区別した半栽培なのです。森野家が代々薬草・薬木として保護してきた植物(154種)のうち、50種程度が自然実生によって繁殖していました。一方、薬

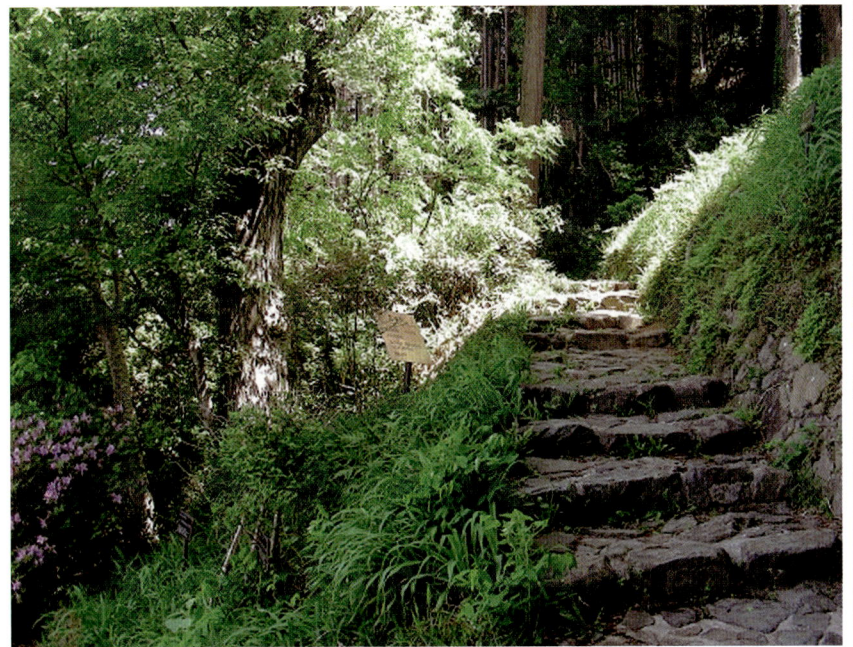

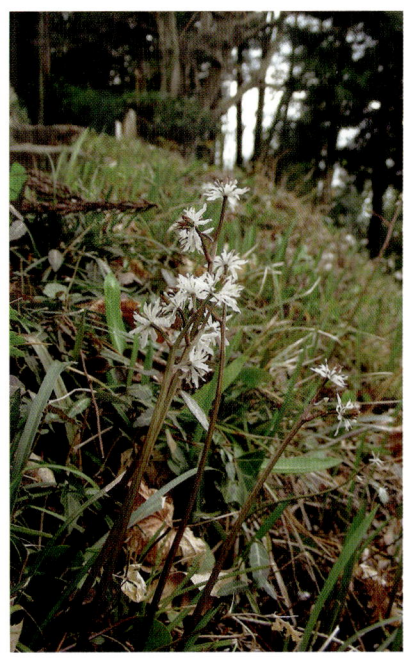

旧薬園内石段横の草地に群生するセリバオウレンとその花
種を蒔かないが毎年多数の芽生えが見られる。

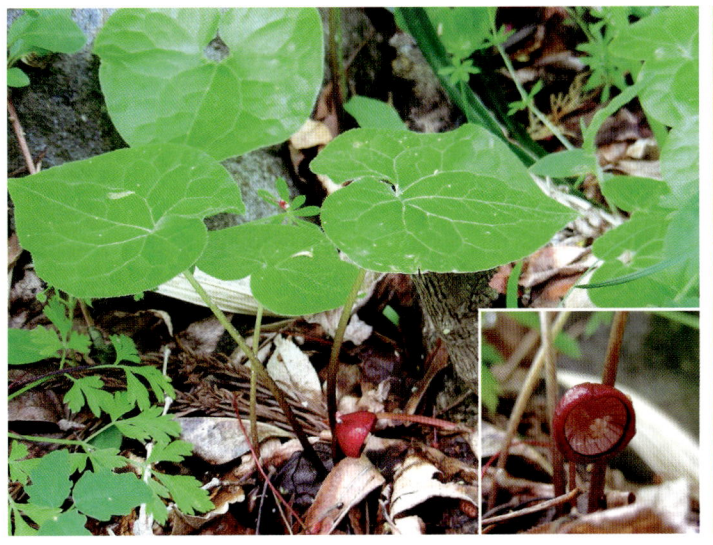

フタバアオイの地上部と花（右下）
薬草としてよりも徳川家の家紋として有名。セリバオウレンと同様に半栽培状態にある。

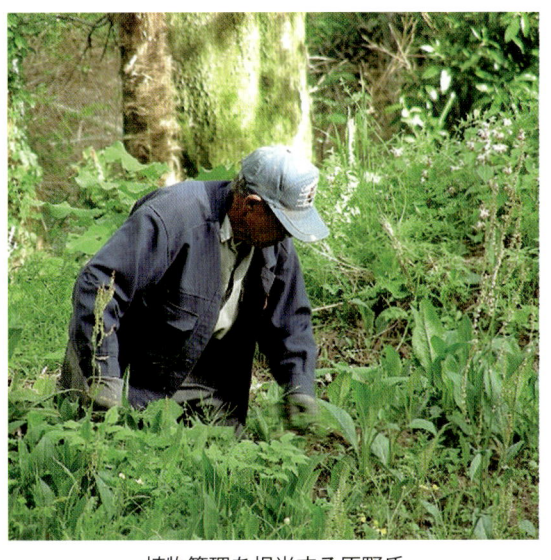

植物管理を担当する原野氏
多様な植物の性質を熟知しており、栽培と半栽培を使い分けながら多数の植物を維持し続けている。

草園や植物園の役割の一つにRDB掲載植物の維持・管理が挙げられます。現在、奈良県並びに環境庁指定対象植物の28種が、園内に生息しており、うち3分の1以上の8種は自然実生によって繁殖していました。さらに台地斜面を含む小規模面積の園内に約500種以上の植物を確認しています。

これらの観点から、旧薬園は、近代的な植物園とは異なったシステムで生物多様性の保全を行う機能を有し、薬用資源を維持するための新しいモデルケースになる可能性を秘めています。当然ながら、このような維持管理には、個々の植物の生態に関する正確な知識と環境変化への的確な対処法を熟知した上で、継続した作業の実践が不可欠です。現在、森野家と共に、日々努力されている原野氏による維持・管理の経験を、如何に次世代に継承していくかが、今後、我々に課せられた使命であると痛感しています。

*里山：雑木林、水田、茅場、ため池など農村生活を支え人為的管理下にある自然環境。
**栽培化症候群：栽培を重ねるごとに植物の遺伝的多様性が野生と異なったものに変化する現象。

（道下雄大、髙橋京子）

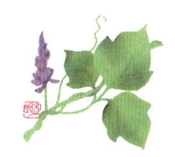

環境指標植物・タンポポ調査からみる旧薬園の自然

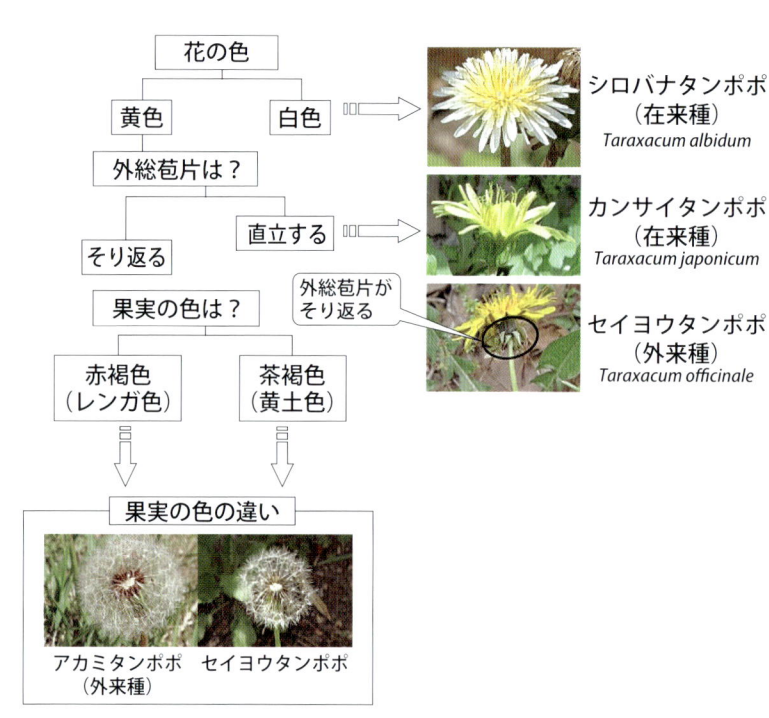

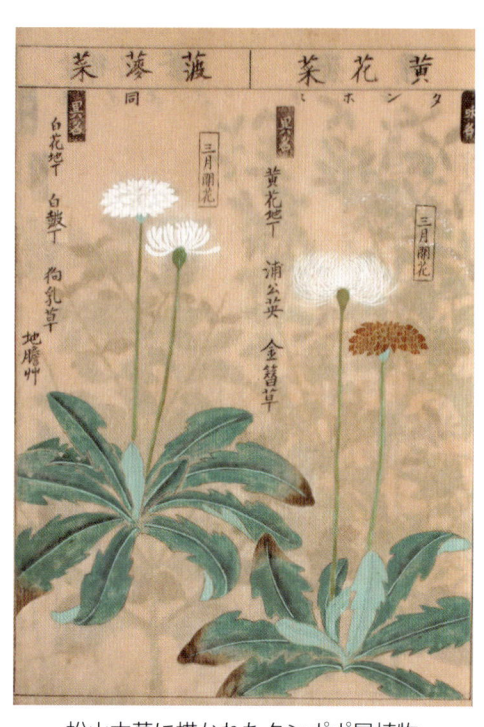

関西に生息する基本的なタンポポ（Taraxacum）属植物

松山本草に描かれたタンポポ属植物

　タンポポは春に咲く花として野で良く知られたキク科・タンポポ属植物で、日本には在来種・外来種を含む20種以上が生息しています。中国では、タンポポを黄花地丁と呼んでいます。元来、地丁とはT字形の植物という意味で、タンポポの葉が地上に水平に広がった姿と地中にまっすぐに伸びる根の形状を表したものです。

　タンポポの類は蒲公英と呼ばれ、中国の本草書『新修本草』に初めて掲載されており、無毒で婦人の乳癰腫によいとされます。一般に、中国では蒲公英・蒲公草と称して、全草を健胃、強壮、利尿薬として使用しますが、日本では根のみを用いています。

　日本におけるタンポポ属植物は、有性生殖の在来種と、無性生殖で増殖能の高い外来種があります。松山本草には蒲公英として黄花、白花の2種が描かれています。外総苞片の形状（黒マルで囲まれた部分）や花の色等、外部形態の描写から在来種の *Taraxacum japonicum*（カンサイタンポポ）と *Taraxacum albidum*（シロバナタンポポ）と考えられます。

　タンポポ属植物の特徴として、環境への人的撹乱がある場所に外来種、保存された土地や農業的土地管理地に在来種が生育拠点をもつことから、土地開発と保存の指標とされてきました。外来種であるセイヨウタンポポ *Taraxacum officinale* は頭状花の外総苞片が内総苞片から剥離し反転・下垂しています。これに対して、在来種のカンサイタンポポ *Taraxacum japonicum* は、外総苞片が内総苞片に密着して直立しているため、外部形態で判別が可能です。タンポポが在来種か、外来種かを判断して、各地域でのタンポポの分布状況の情報を集めて、地域ごとに自然環境に対する人為の加わり方の強さを調査することは一般的に「タンポポ調査」と呼ばれています。タンポポ調査は1980年から5年ごとに関西を中心に実施され、現在、広範囲の市民協力運動に発展しています。近年、在来種と外来種との雑種が発見され、外部形態のみの判別が困難になりつつあるので2005年からは遺伝子評価も一部導入されています。

　生薬自給率が約10％と著しく低い日本で、旧薬園

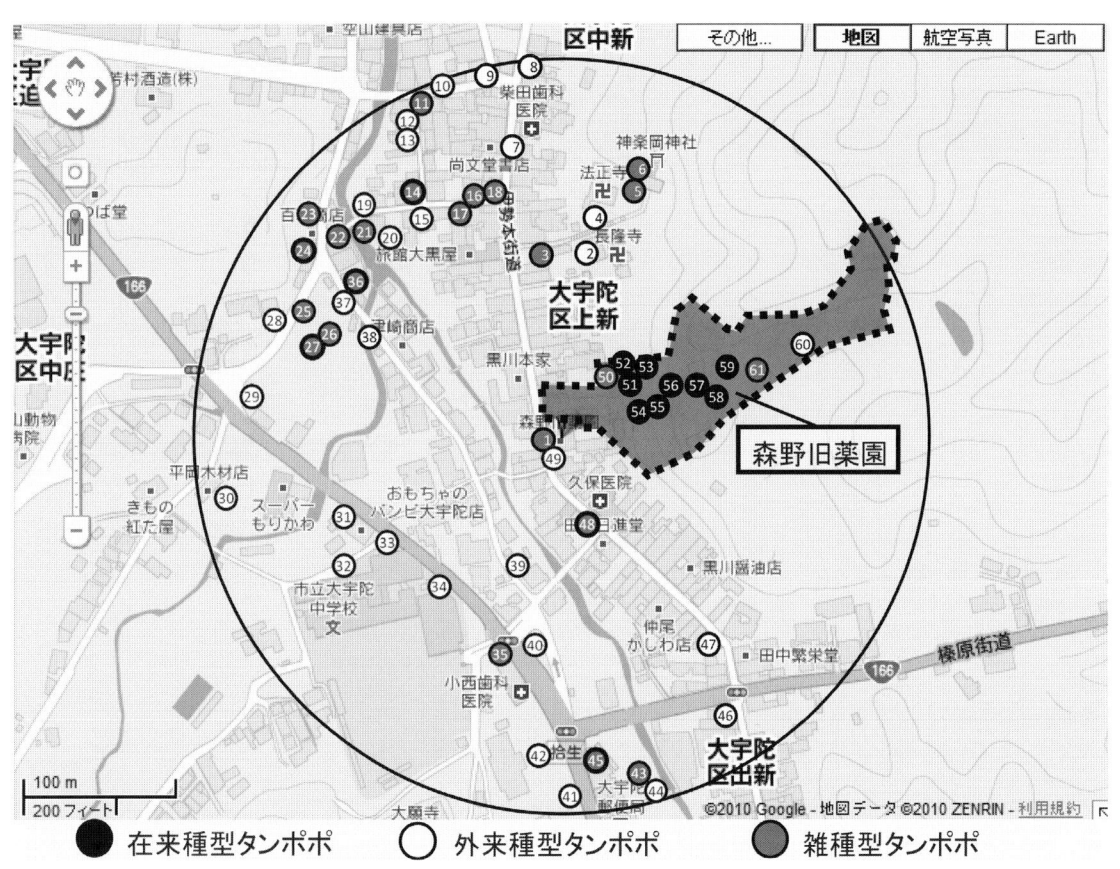

旧薬園及びその周辺におけるタンポポ生息状況

● 在来種型タンポポ　〇 外来種型タンポポ　◐ 雑種型タンポポ

　の存在は自然環境と人間社会との相互関係の観点から興味深いものです。そこで、薬種国産化を可能にした旧薬園の自然環境並びに人為の影響を評価する目的で、タンポポの生息状況を解析しました。

　旧薬園入口から250m圏内を対象とし、61株（園内12株、園外49株）のタンポポの葉を採取し、葉からDNAを抽出精製しました。在来種と外来種は異なるDNA配列を持つので、制限酵素（特定のDNA配列を認識してDNA鎖を切断する）を用いると、在来種と外来種と雑種では異なる長さの断片が生じます。そのDNA断片を電気泳動することによりDNA断片の長さを調べると、三者間で異なるバンドパターンが見られます（PCR-RFLP分析法）。この方法を用いて在来・外来・雑種型を鑑別しました。

　遺伝子解析の結果、旧薬園の周辺地域は49株中29株が外来種型で20株が雑種型であり、大半が外来種か雑種型タンポポでした。一方、旧薬園内は採取したタンポポ12株のうち9株、すなわち4分の3が在来種型タンポポでした。

　外来種タンポポの生育環境を考慮すると旧薬園周辺地域の環境は人的攪乱を受けていると考えられます。実際、旧薬園の境界周辺や寺社の裏山では、大規模な斜面補強工事が実施され、森林伐採が進行しています。一方、在来種タンポポは人為の影響が少ない土地に生息します。旧薬園内では、在来種タンポポの受粉を行う虫が存在し、それら生物が生育できる環境が保存されていると考えられます。そして、この旧薬園の興味深い点は一切の人的攪乱がないというわけでは決してなく、一方で生薬種の維持という積極的な人的干渉があることです。こうした管理により、旧薬園では生物多様性が維持されてきたと考えられます。

（近藤小百合、髙橋京子）

森野旧薬園の圃場で確認された植物

（2010年7月～2011年5月）

科　名	和　名	学　名	生活形
キ　ク　科（Compositae）	カワラヨモギ	*Artemisia capillaris*	低　木
	ミブヨモギ	*Artemisia maritima*	多年草
	シ　オ　ン	*Aster tataricus*	多年草
	ホソバオケラ	*Atractylodes lancea*	多年草
	ヒレアザミ	*Carduus crispus*	一年草
	ベ　ニ　バ　ナ	*Carthamus tinctorius*	一年草
	イ　エ　ギ　ク	*Chrysanthemum morifolium*	多年草
	エキナセア	*Echinacea purpurea*	多年草
	フジバカマ	*Eupatorium fortunei*	多年草
	ツ　ワ　ブ　キ	*Farfugium japonicum*	多年草
	オオグルマ	*Inula helenium*	多年草
	カ　ミ　ツ　レ（ジャーマンカモマイル）	*Matricaria chamomilla*	一年草
	ジョチュウギク	*Pyrethrum cinerariaefolium*	多年草
	タムラソウ	*Serratula coronata* subsp. *insularis*	多年草
	カンサイタンポポ	*Taraxacum japonicum*	多年草
	セイヨウタンポポ	*Taraxacum officinale*	多年草
オミナエシ科（Valerianaceae）	カノコソウ	*Valeriana fauriei*	多年草
スイカズラ科（Caprifoliaceae）	ニ　ワ　ト　コ	*Sambucus racemosa* subsp. *sieboldiana*	低　木
	カ　ン　ボ　ク	*Viburnum opulus* var. *calvescens*	低　木
ア　カ　ネ　科（Rubiaceae）	ア　　カ　　ネ	*Rubia cordifolia*	多年草
キキョウ科（Campanulaceae）	ツリガネニンジン	*Adenophora triphylla* subsp. *aperticampanulata*	多年草
	ホタルブクロ	*Campanula punctata* var. *punctata*	つる植物
	ツルニンジン	*Codonopsis lanceolata*	つる植物
	ロベリアソウ	*Lobelia inflata*	一年草
	キ　キ　ョ　ウ	*Platycodon grandiflorum*	多年草
ノウゼンカズラ科（Bignoniaceae）	アメリカキササゲ	*Catalpa bignonioides*	高　木
ゴマノハグサ科（Scrophulariaceae）	キツネノテブクロ（ジギタリス）	*Digitalis purpurea*	多年草
	アカヤジオウ	*Rehmannia glutinosa*	多年草
	ゴマノハグサ	*Scrophularia buergeriana*	多年草
	ゲ　ン　ジ　ン	*Scrophularia ningpoensis*	多年草
	ビロードモウズイカ	*Verbascum thapsus*	一年草
モ　ク　セ　イ　科（Oleaceae）	オオトネリコ	*Fraxinus longicuspis*	高　木
オ　オ　バ　コ　科（Plantaginaceae）	オ　オ　バ　コ	*Plantago asiatica*	多年草
	トウオオバコ	*Plantago japonica*	多年草
シ　ソ　科（Labiatae）	カワミドリ	*Agastache rugosa*	多年草
	ナギナタコウジュ	*Elsholtzia ciliata*	一年草
	カ　キ　ド　オ　シ	*Glechoma hederacea* subsp. *hederacea*	多年草
	ヒ　キ　オ　コ　シ	*Isodon japonicus*	多年草
	クロバナヒキオコシ	*Isodon trichocarpus*	多年草
	メ　ハ　ジ　キ	*Leonurus japonicus*	一年草
	ペパーミント	*Mentha* × *piperita*	多年草
	ハ　　ッ　　カ	*Mentha arvensis*	多年草
	スペアミント	*Mentha spicata*	多年草
	アップルミント	*Mentha suaveolens*	多年草
	シ　　　　　ソ	*Perilla frutescens* var. *crispa*	一年草
	ウツボグサ	*Prunella vulgaris* subsp. *asiatica*	多年草

科　名	和　名	学　名	生活形
	コガネバナ	*Scutellaria baicalensis*	多年草
	イブキジャコウソウ	*Thymus quinquecostatus*	低　木
クマツヅラ科（Verbenaceae）	ムラサキシキブ	*Callicarpa japonica*	低　木
	クマツヅラ	*Verbena officinalis*	多年草
	ハマゴウ	*Vitex rotundifolia*	低　木
ムラサキ科（Boraginaceae）	コンフリー	*Symphytum officinale*	多年草
ナス科（Solanaceae）	チョウセンアサガオ	*Datura metel*	一年草
	クコ	*Lycium barbarum*	低　木
	ホオズキ	*Physalis alkekengi* var. *francheti*	多年草
	ハシリドコロ	*Scopolia japonica*	多年草
ガガイモ科（Asclepiadaceae）	ガガイモ	*Metaplexis japonica*	つる植物
リンドウ科（Gentianaceae）	リンドウ	*Gentiana scabra* var. *buergeri* subvar. *orientalis*	多年草
セリ科（Umbelliferae）	トウキ	*Angelica acutiloba*	多年草
	ヨロイグサ	*Angelica dahurica*	多年草
	ノダケ	*Angelica decursiva*	多年草
	シシウド	*Angelica pubescens*	多年草
	ニホンヤマニンジン（イヌトウキ）	*Angelica shikokiana*	多年草
	ミシマサイコ	*Bupleurum scorzonerifolium*	多年草
	ウイキョウ	*Foeniculum vulgare*	多年草
	センキュウ	*Ligusticum officinale*	多年草
	カサモチ	*Nothosmyrnium japonicum*	多年草
ウコギ科（Araliaceae）	ウド	*Aralia cordata*	多年草
	タラノキ	*Aralia elata*	低　木
	チョウセンニンジン	*Panax ginseng*	多年草
	トチバニンジン	*Panax japonicus*	多年草
フウロソウ科（Geraniaceae）	ゲンノショウコ	*Geranium nepalense* var. *thunbergii*	多年草
ミカン科（Rutaceae）	マツカゼソウ	*Boenninghausenia albiflora* var. *japonica*	多年草
	ヘンルーダ	*Ruta graveolens*	多年草
	サンショウ	*Zanthoxylum piperitum*	低　木
センダン科（Meliaceae）	センダン	*Melia azedarach* var. *subtripinnata*	高　木
カエデ科（Aceraceae）	イロハカエデ	*Acer palmatum*	高　木
	ヤマモミジ	*Acer palmatum* var. *matsumurae*	高　木
	ハナノキ	*Acer pycnanthum*	高　木
クロウメモドキ科（Rhamnaceae）	ナツメ	*Ziziphus jujuba* var. *inermis*	高　木
トウダイグサ科（Euphorbiaceae）	タカトウダイ	*Euphorbia lasiocaula*	多年草
	ホルトソウ	*Euphorbia lathyris*	一年草
	トウゴマ	*Ricinus communis*	一年草
	ナンキンハゼ	*Sapium sebiferum*	高　木
モチノキ科（Aquifoliaceae）	イヌツゲ	*Ilex crenata*	低　木
	ウメモドキ	*Ilex serrata*	低　木
ニシキギ科（Celastraceae）	ニシキギ	*Euonymus alatus*	低　木
	マユミ	*Euonymus sieboldianus*	高　木
ミズキ科（Cornaceae）	アオキ	*Aucuba japonica*	低　木
アカバナ科（Onagraceae）	マツヨイグサ	*Oenothera stricta*	多年草
ザクロ科（Punicaceae）	ヒメザクロ	*Punica granatum*	高　木
ミソハギ科（Lythraceae）	サルスベリ	*Lagerstroemia indica*	高　木
グミ科（Elaeagnaceae）	ナワシログミ	*Elaeagnus pungens*	低　木
マメ科（Leguminosae）	クサネム	*Aeschynomene indica*	一年草
	キバナオウギ	*Astragalus membranaceus*	多年草

科　名	和　名	学　名	生活形
	ナイモウオウギ	Astragalus mongholicus	多年草
	ゲ　ン　ゲ	Astragalus sinicus	一年草
	ハ　ブ　ソ　ウ	Cassia occidentalis	一年草
	カ　ン　ゾ　ウ	Glycyrrhiza uralensis	多年草
	フ　ジ	Wisteria floribunda	つる植物
ジャケツイバラ科（Caesalpiniaceae）	カワラケツメイ	Cassia mimosoides subsp. nomame	一年草
	サ　イ　カ　チ	Gleditsia japonica	高木
ネムノキ科（Mimosaceae）	ネ　ム　ノ　キ	Albizia julibrissin	高木
バ　ラ　科（Rosaceae）	ク　サ　ボ　ケ	Chaenomeles japonica	低木
	ボ　ケ	Chaenomeles speciosa	低木
	ビ　ワ	Eriobotrya japonica	高木
	キョウガノコ	Filipendula purpurea	多年草
	ダイコンソウ	Geum japonicum	多年草
	ウ　メ	Prunus mume	高木
	ピラカンサ	Pyracantha sp.	低木
	サンショウバラ	Rosa hirtula	低木
	ノ　イ　バ　ラ	Rosa multiflora	低木
	ハ　マ　ナ　ス	Rosa rugosa	低木
	ワ　レ　モ　コ　ウ	Sanguisorba officinalis	多年草
	ユ　キ　ヤ　ナ　ギ	Spiraea thunbergii	低木
ユキノシタ科（Saxifragaceae）	ヒマラヤユキノシタ	Bergenia × schmidtii	多年草
	ユ　キ　ノ　シ　タ	Saxifraga stolonifera	多年草
ベンケイソウ科（Crassulaceae）	オオベンケイソウ	Sedum spectabile	多年草
アジサイ科（Hydrangeaceae）	ウ　ツ　ギ	Detzia crenata	低木
	ア　ジ　サ　イ	Hydrangea macrophylla subsp. macrophylla	低木
	ア　マ　チ　ャ	Hydrangea macrophylla var. oamacha	低木
ヤブコウジ科（Myrsinaceae）	マ　ン　リ　ョ　ウ	Ardisia crenata	低木
ツツジ科（Ericaceae）	シャクナゲ亜属の一種	Rhododendron subg. Hymenanthes sp.	低木
アブラナ科（Brassicaceae）	ワサビダイコン	Armoracia rusticana	低木
	ハ　ボ　タ　ン	Brassica oleracea cv.	一年草
	ワ　サ　ビ	Eutrema japonica	多年草
シュウカイドウ科（Begoniaceae）	シュウカイドウ	Begonia grandis	多年草
アオイ科（Malvaceae）	トロロアオイ	Abelmoschus manihot	多年草
	イ　チ　ビ	Abutilon avicennae	一年草
	タ　チ　ア　オ　イ	Althaea rosea	多年草
	フ　ヨ　ウ	Hibiscus mutabilis	低木
	ム　ク　ゲ	Hibiscus syriacus	低木
	フ　ユ　ア　オ　イ	Malva verticillata	多年草
オトギリソウ科（Clusiaceae）	オトギリソウ	Hypericum erectum	多年草
マタタビ科（Actinidiaceae）	マ　タ　タ　ビ	Actinidia polygama	つる植物
ツバキ科（Theaceae）	ツ　バ　キ	Camellia japonica	高木
	チ　ャ　ノ　キ	Camellia sinensis	低木
ボタン科（Paeoniaceae）	シ　ャ　ク　ヤ　ク	Paeonia lactiflora	多年草
	ボ　タ　ン	Paeonia suffruticosa	低木
タデ科（Polygonaceae）	イブキトラノオ	Bistorta officinalis subsp. japonica	多年草
	シャクチリソバ	Fagopyrum cymosum	多年草
	ダッタンソバ	Fagopyrum tataricum	一年草
	オ　オ　ケ　タ　デ	Persicaria orientalis	一年草
	ア　イ	Persicaria tinctoria	一年草

科　名	和　名	学　名	生活形
	ツルドクダミ	*Pleuropterus multiflorus*	つる植物
	ダイオウ	*Rheum officinale*	多年草
ナデシコ科（Caryophyllaceae）	セキチク	*Dianthus chinensis*	多年草
	ソープワート（サボンソウ）	*Saponaria officinalis*	多年草
ヒユ科（Amaranthaceae）	ヒカゲイノコズチ	*Achyranthes bidentata* var. *japonica*	多年草
	ヒナタイノコズチ	*Achyranthes bidentata* var. *tomentosa*	多年草
	アマランサス	*Amaranthus caudatus*	一年草
	ノゲイトウ	*Celosia argentea*	一年草
アカザ科（Chenopodiaceae）	アメリカアリタソウ	*Chenopodium ambrosioides* var. *anthelminticum*	一年草
ブナ科（Fagaceae）	クヌギ	*Quercus actissima*	高木
	シラカシ	*Quercus myrsinaefolia*	高木
アサ科（Cannabaceae）	ホップ	*Humulus lupulus* var. *lupulus*	つる植物
ニレ科（Ulmaceae）	エノキ	*Celtis sinensis*	高木
	アキニレ	*Ulmus parvifolia*	高木
	ケヤキ	*Zelkova serrata*	高木
トチュウ科（Eucommiaceae）	トチュウ	*Eucommia ulmoides*	高木
ケマンソウ科（Fumariaceae）	カラクサケマン	*Fumaria officinalis*	一年草
ケシ科（Papaveraceae）	クサノオウ	*Chelidonium majus*	一年草
	タケニグサ	*Macleaya cordata*	多年草
ツヅラフジ科（Menispermaceae）	オオツヅラフジ	*Sinomenium acutum*	つる植物
	タマサキツヅラフジ	*Stephania cepharantha*	つる植物
メギ科（Berberidaceae）	メギ	*Berberis thunbergii*	低木
	イカリソウ	*Epimedium grandiflorum*	多年草
	ナンテン	*Nandina domestica*	低木
	ポドフィルム	*Podophyllum peltatum*	多年草
キンポウゲ科（Ranunculaceae）	ヤマトリカブト	*Aconitum japonicum* var. *montanum*	多年草
	フクジュソウ	*Adonis ramosa*	多年草
	シュウメイギク	*Anemone hupehensis*	多年草
	サラシナショウマ	*Cimicifuga simplex*	多年草
	カザグルマ	*Clematis patens*	つる植物
	センニンソウ	*Clematis terniflora*	つる植物
	セリバオウレン	*Coptis japonica* var. *major*	多年草
マツブサ科（Schisandraceae）	サネカズラ	*Kadsura japonica*	つる植物
ウマノスズクサ科（Aristolochiaceae）	ウマノスズクサ	*Aristolochia debilis*	つる植物
ドクダミ科（Saururaceae）	ドクダミ	*Houttuynia cordata*	多年草
センリョウ科（Chloranthaceae）	フタリシズカ	*Chloranthus serratus*	多年草
クスノキ科（Lauraceae）	ゲッケイジュ	*Laurus nobilis*	高木
	テンダイウヤク	*Lindera aggregata*	低木
	シロダモ	*Neolitsea sericea*	高木
ロウバイ科（Calycanthaceae）	ロウバイ	*Chimonanthus praecox*	低木
モクレン科（Magnoliaceae）	ホオノキ	*Magnolia obovata*	高木
	オガタマノキ	*Michelia compressa*	高木
ラン科（Orchidaceae）	シラン	*Bletilla striata*	多年草
	エビネ	*Calanthe discolor*	多年草
ヤマノイモ科（Dioscoreaceae）	ヤマノイモ	*Dioscorea japonica*	つる植物
	ナガイモ	*Dioscorea opposita*	つる植物
ビャクブ科（Stemonaceae）	ビャクブ	*Stemona japonica*	多年草

科名	和名	学名	生活形
アヤメ科（Iridaceae）	ヒオウギ	Belamcanda chinensis	多年草
	サフラン	Crocus sativus	多年草
	ジャーマンアイリス	Iris germanica	多年草
	シャガ	Iris japonica	多年草
	イチハツ	Iris tectorum	多年草
ユリ科（Liliaceae）	ラッキョウ	Allium chinense	多年草
	ハナスゲ	Anemarrhena asphodeloides	多年草
	クサスギカズラ	Asparagus cochinchinensis	多年草
	キジカクシ	Asparagus schoberioides var. subsetaceus	多年草
	ウバユリ	Cardiocrinum cordatum	多年草
	イヌサフラン	Colchicum autumnale	多年草
	スズラン	Convallaria keiskei	多年草
	チゴユリ	Disporum smilacinum	多年草
	アミガサユリ	Fritillaria verticillata	多年草
	ノカンゾウ	Hemerocallis disticha	多年草
	ヤブカンゾウ	Hemerocallis fulva var. kwanso	多年草
	コバギボウシ	Hosta albo-marginata	多年草
	オオバギボウシ	Hosta montana	多年草
	スノーフレーク	Leucojum aestivum	多年草
	オニユリ	Lilium lancifolium	多年草
	ヤブラン	Liriope muscari	多年草
	ヒガンバナ	Lycoris radiata	多年草
	ナツズイセン	Lycoris squamigera	多年草
	ジャノヒゲ	Ophiopogon japonicus	多年草
	オオバジャノヒゲ	Ophiopogon planiscapus	多年草
	ナルコユリ	Polygonatum falcatum	多年草
	アマドコロ	Polygonatum odoratum	多年草
	オモト	Rohdea japonica	多年草
	タイワンホトトギス	Tricyrtis formosana	多年草
	シュロソウ	Veratrum maackii var. japonicum	多年草
ショウガ科（Zingiberaceae）	ハナミョウガ	Alpinia japonica	多年草
	ガジュツ（ムラサキウコン）	Curcuma zedoaria	多年草
	ミョウガ	Zingiber mioga	多年草
	ショウガ	Zingiber officinale	多年草
イネ科（Gramineae）	ジュズダマ	Coix lachryma-jobi	多年草
	ハトムギ	Coix lachryma-jobi var. ma-yuen	一年草
サトイモ科（Araceae）	カラスビシャク	Pinellia ternata	多年草
ショウブ科（Acoraceae）	ショウブ	Acorus calamus	多年草
ヤシ科（Palmae）	シュロチク	Rhapis humilis	低木
	シュロ	Trachycarpus fortunei	高木
マオウ科（Ephedraceae）	マオウ	Ephedra sinica	低木
スギ科（Taxodiaceae）	スギ	Cryptomeria japonica	高木
イチイ科（Taxaceae）	カヤ	Torreya nucifera	高木
イチョウ科（Ginkgoaceae）	イチョウ	Ginkgo biloba	高木
トクサ科（Equisetaceae）	トクサ	Equisetum hyemale	多年草
オシダ科（Aspidiaceae）	オシダ	Dryopteris crassirhizoma	多年草
ウラボシ科（Polypodiaceae）	タマシダ	Nephrolepis auriculata	多年草
計 83科	238種		

森野旧薬園の草地で確認された植物

（2010年7月～2011年5月）

科　名	和　名	学　名	生活形
キ　ク　科（Compositae）	ツ　ワ　ブ　キ	*Farfugium japonicum*	多年草
	カンサイタンポポ	*Taraxacum japonicum*	多年草
スイカズラ科（Caprifoliaceae）	ニ　ワ　ト　コ	*Sambucus racemosa* subsp. *sieboldiana*	低　木
	ガ　マ　ズ　ミ	*Viburnum dilatatum*	低　木
ア　カ　ネ　科（Rubiaceae）	ア　　カ　　ネ	*Rubia cordifolia*	多年草
キキョウ科（Campanulaceae）	ツリガネニンジン	*Adenophora triphylla* subsp. *aperticampanulata*	多年草
	ホ タ ル ブ ク ロ	*Campanula punctata* var. *punctata*	つる植物
モクセイ科（Oleaceae）	オ オ ト ネ リ コ	*Fraxinus longicuspis*	高　木
オオバコ科（Plantaginaceae）	オ　オ　バ　コ	*Plantago asiatica*	多年草
シ　ソ　科（Labiatae）	カ キ ド オ シ	*Glechoma hederacea* subsp. *hederacea*	多年草
クマツヅラ科（Verbenaceae）	ニ ン ジ ン ボ ク	*Vitex negundo* var. *cannabifolia*	高　木
セ　リ　科（Umbelliferae）	ノ　　ダ　　ケ	*Angelica decursiva*	多年草
	シ　シ　ウ　ド	*Angelica pubescens*	多年草
ウ コ ギ 科（Araliaceae）	ヤ マ ウ コ ギ	*Acanthopanax spinosus*	つる植物
	トチバニンジン	*Panax japonicus*	多年草
フウロソウ科（Geraniaceae）	ゲンノショウコ	*Geranium nepalense* var. *thunbergii*	多年草
ミ カ ン 科（Rutaceae）	キ　　ハ　　ダ	*Phellodendron amurense*	高　木
	サ ン シ ョ ウ	*Zanthoxylum piperitum*	低　木
ウ ル シ 科（Anacardiaceae）	ハ　ゼ　ノ　キ	*Rhus succedanea*	高　木
カ エ デ 科（Aceraceae）	イ ロ ハ カ エ デ	*Acer palmatum*	高　木
	ヤ マ モ ミ ジ	*Acer palmatum* var. *matsumurae*	高　木
	ハ　ナ　ノ　キ	*Acer pycnanthum*	高　木
ムクロジ科（Sapindaceae）	モ ク ゲ ン ジ	*Koelreuteria paniculata*	高　木
モチノキ科（Aquifoliaceae）	イ　ヌ　ツ　ゲ	*Ilex crenata*	低　木
ミ ズ キ 科（Cornaceae）	ア　　オ　　キ	*Aucuba japonica*	低　木
グ　ミ　科（Elaeagnaceae）	ナワシログミ	*Elaeagnus pungens*	低　木
マ　メ　科（Liguminosae）	イ タ チ サ サ ゲ	*Lathyrus davidii*	多年草
ジャケツイバラ科（Caesalpiniaceae）	ジャケツイバラ	*Caesalpinia decapetala* var. *japonica*	低　木
ネムノキ科（Mimosaceae）	ネ　ム　ノ　キ	*Albizia julibrissin*	高　木
バ　ラ　科（Rosaceae）	カ　　リ　　ン	*Chaenomeles sinensis*	高　木
	ボ　　　　　ケ	*Chaenomeles speciosa*	低　木
	ウ　　　　　メ	*Prunus mume*	高　木
	サンショウバラ	*Rosa hirtula*	低　木
	ノ　イ　バ　ラ	*Rosa multiflora*	低　木
ユキノシタ科（Saxifragaceae）	ユ キ ノ シ タ	*Saxifraga stolonifera*	多年草
アジサイ科（Hydrangeaceae）	ウ　　ツ　　ギ	*Detzia crenata*	低　木
	ア　ジ　サ　イ	*Hydrangea macrophylla* subsp. *macrophylla*	低　木
	ア　マ　チ　ャ	*Hydrangea macrophylla* var. *oamacha*	低　木
ヤブコウジ科（Myrsinaceae）	マ ン リ ョ ウ	*Ardisia crenata*	低　木
カキノキ科（Ebenaceae）	カ　　　　　キ	*Diospyros kaki*	高　木
ツ ツ ジ 科（Ericaceae）	ア　　セ　　ビ	*Pieris japonica*	低　木
	シャクナゲ亜属の一種	*Rhododendron* subg. *Hymenanthes* sp.	低　木
	サ　　ツ　　キ	*Rhododendron indicum*	低　木
	モ チ ツ ツ ジ	*Rhododendron macrosepalum*	低　木
ツ バ キ 科（Theaceae）	ツ　　バ　　キ	*Camellia japonica*	高　木
	サ ザ ン カ	*Camellia sasanqua*	高　木
	チ ャ ノ キ	*Camellia sinensis*	低　木
タ　デ　科（Polygonaceae）	ツルドクダミ	*Pleuropterus multiflorus*	つる植物

科名	和名	学名	生活形
ヒユ科（Amaranthaceae）	ヒカゲイノコズチ	*Achyranthes bidentata* var. *japonica*	多年草
	ヒナタイノコズチ	*Achyranthes bidentata* var. *tomentosa*	多年草
カバノキ科（Betulaceae）	ハンノキ	*Alnus japonica*	高木
ブナ科（Fagaceae）	アカガシ	*Quercus acuta*	高木
	シラカシ	*Quercus myrsinaefolia*	高木
	ウラジロガシ	*Quercus salicina*	高木
ニレ科（Ulmaceae）	エノキ	*Celtis sinensis*	高木
	アキニレ	*Ulmus parvifolia*	高木
	ケヤキ	*Zelkova serrata*	高木
メギ科（Berberidaceae）	イカリソウ	*Epimedium grandiflorum*	多年草
	ナンテン	*Nandina domestica*	低木
	ポドフィルム	*Podophyllum peltatum*	多年草
キンポウゲ科（Ranunculaceae）	ヤマトリカブト	*Aconitum japonicum* var. *montanum*	多年草
	サラシナショウマ	*Cimicifuga simplex*	多年草
	センニンソウ	*Clematis terniflora*	つる植物
	セリバオウレン	*Coptis japonica* var. *major*	多年草
マツブサ科（Schisandraceae）	サネカズラ	*Kadsura japonica*	つる植物
ウマノスズクサ科（Aristolochiaceae）	フタバアオイ	*Asarum caulescens*	多年草
	ミヤコアオイ	*Heterotropa aspera*	多年草
ドクダミ科（Saururaceae）	ドクダミ	*Houttuynia cordata*	多年草
クスノキ科（Lauraceae）	テンダイウヤク	*Lindera aggregata*	低木
ロウバイ科（Calycanthaceae）	ロウバイ	*Chimonanthus praecox*	低木
アヤメ科（Iridaceae）	シャガ	*Iris japonica*	多年草
ユリ科（Liliaceae）	ウバユリ	*Cardiocrinum cordatum*	多年草
	ホウチャクソウ	*Disporum sessile*	多年草
	チゴユリ	*Disporum smilacinum*	多年草
	カタクリ	*Erythronium japonicum*	多年草
	アミガサユリ	*Fritillaria verticillata*	多年草
	ノカンゾウ	*Hemerocallis disticha*	多年草
	ヤブカンゾウ	*Hemerocallis fulva* var. *kwanso*	多年草
	ヤマユリ	*Lilium auratum*	多年草
	ササユリ	*Lilium japonicum*	多年草
	ヤブラン	*Liriope muscari*	多年草
	ヒガンバナ	*Lycoris radiata*	多年草
	ジャノヒゲ	*Ophiopogon japonicus*	多年草
	アマドコロ	*Polygonatum odoratum*	多年草
	オモト	*Rohdea japonica*	多年草
	シュロソウ	*Veratrum maackii* var. *japonicum*	多年草
サトイモ科（Araceae）	カラスビシャク	*Pinellia ternata*	多年草
ヤシ科（Palmae）	シュロ	*Trachycarpus fortunei*	高木
ヒノキ科（Cupressaceae）	ヒノキ	*Chamaecyparis obtusa*	高木
	サワラ	*Chamaecyparis pisifera*	高木
スギ科（Taxodiaceae）	スギ	*Cryptomeria japonica*	高木
コウヤマキ科（Sciadopityaceae）	コウヤマキ	*Scianopitys verticillata*	高木
イヌガヤ科（Cephalotaxaceae）	イヌガヤ	*Cephalotaxus harringtonia*	高木
イチイ科（Taxaceae）	イチイ	*Taxus cuspidata*	高木
	カヤ	*Torreya nucifera*	高木
オシダ科（Aspidiaceae）	オシダ	*Dryopteris crassirhizoma*	多年草
計　49科	96種		

V　国産生薬のルーツとマテリアルサイエンス

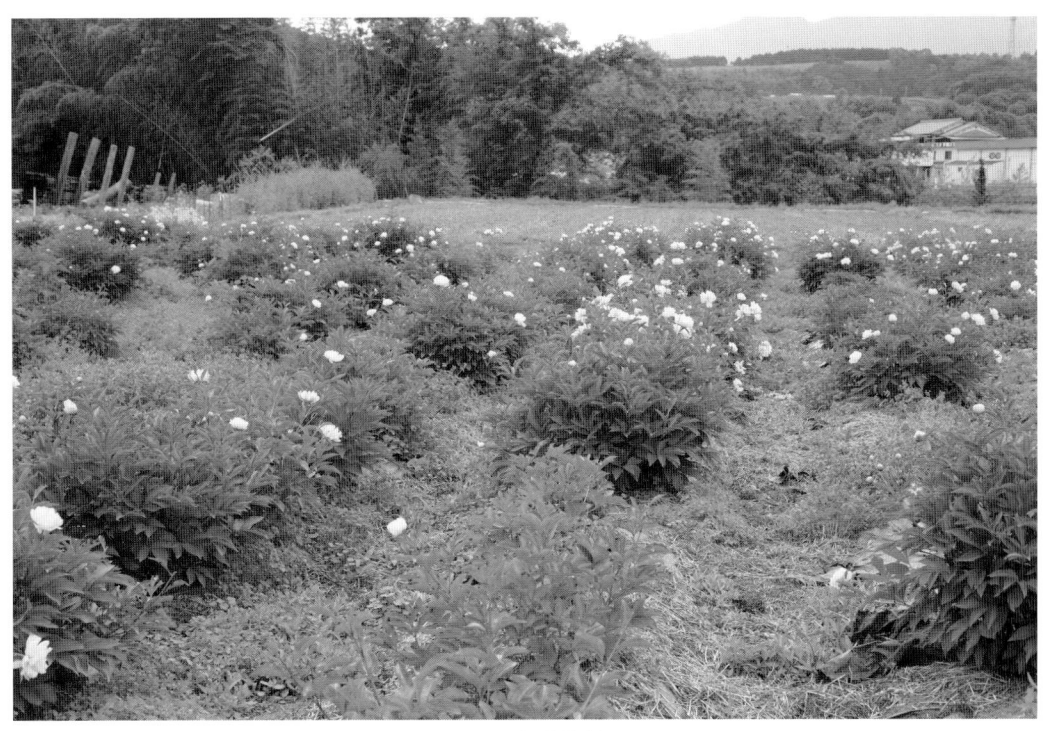

奈良県の芍薬栽培地風景

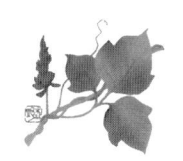

博物学から学ぶ生物多様性の原点と実践
——大和大宇陀「森野旧薬園」と薬種国産化政策

　我国には、鎖国下の江戸時代中後期において、限られた資源を自然に配慮しながら有効に活用することで、環境と調和し成熟した生活を営む日本独自のシステム（里山を含む）があり、環境先進地と評されていました。一方、徳川吉宗政権下の享保改革期、財政再建・漢薬の安定供給・疫病対策を達成する国家プロジェクトとして薬種国産化政策が積極的に推し進められました。薬種国産化とは、国内での漢薬種栽培と採薬調査に基づく代替品開発です。そして大陸から伝わった本草の知識を、日本の植物に当てはめて正しい同定をするために本草学や博物学が発展しました。まさにそれは、実際の観察や正確な描写を必要とし、自然科学的な植物界へのアプローチを余儀なくされたのです。ここでは、旧薬園が担った薬種国産化政策を主題とし、森野家家宝として継承されてきた松山本草を中心として博物学資料やフィールドワーク解析から実学的機能を重視した役割と生物多様性の原点を探りたいと思います。

森野旧薬園所蔵松山本草から学ぶ薬種国産化政策

　旧薬園所蔵の松山本草および草木葉譜は当時栽培／自生していた植物の姿を現代に伝える貴重な資料です。そこで描かれた生薬を通して江戸期の大和地域で展開された薬種国産化政策と生薬生産の関連性を検討しました。藤助賽郭が松山本草の図に引用した大和本草の植物は穀類、菜蔬類、薬類など20項目に分類されています。大和本草の薬類の項目に分類された植物の80％以上が松山本草に収載され、共通性が高く、薬木類でも同様で、松山本草には薬用植物が重点的に描かれたことが示唆されます。また1729年～1740年にかけて幕府より藤助賽郭に下賜された計34種の生薬類のうち、森野家文書に漢種・朝鮮種であることが明記されているものは21種および、特に防風（$Ledebouriella\ seseloides$）は藤助賽郭が栽培し、全国に広まったことから「藤助防風」の名が残っています。しかし、江戸から大正期にわたる奈良産生薬種の記録には、上記下賜生薬はほとんど収載されておらず、漢薬種の定着の難しさが伺えます。森野家文書と奈良産生薬種に共通した薬種は当帰、川芎、芍薬、地黄等で、これらは大和奈良の気候・風土に順応して盛んに栽培されたと考えられます。

　優良品種や育種・育苗・栽培技術の確立が生薬生産の継承を可能にし、奈良は国内有数の産地に成長しました。松山本草には漢薬種及び奈良産生薬種の大部分が描かれており、現在の旧薬園でもそれらの多くが維持されていることから、旧薬園は多様な薬種の保存の役割を担ってきたと推察できます。

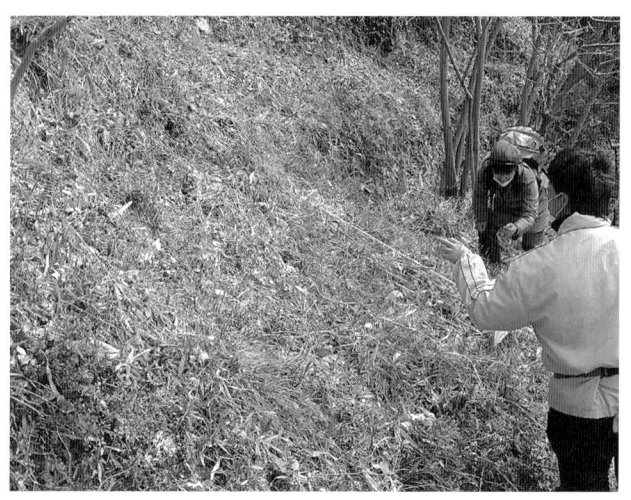

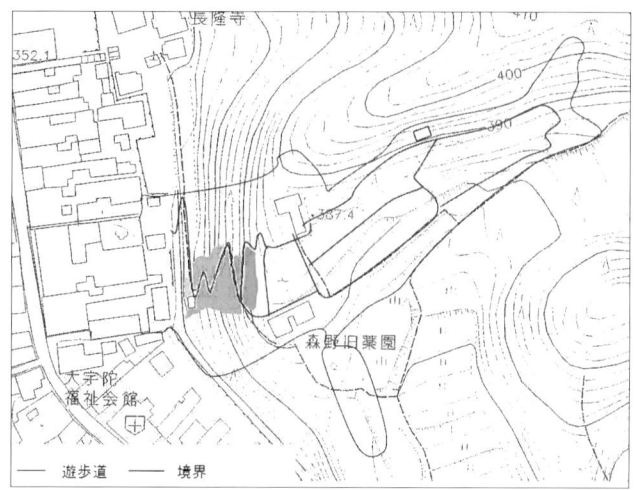

カタクリのコドラート調査風景（左）と調査範囲（右図内アミカケ部分）

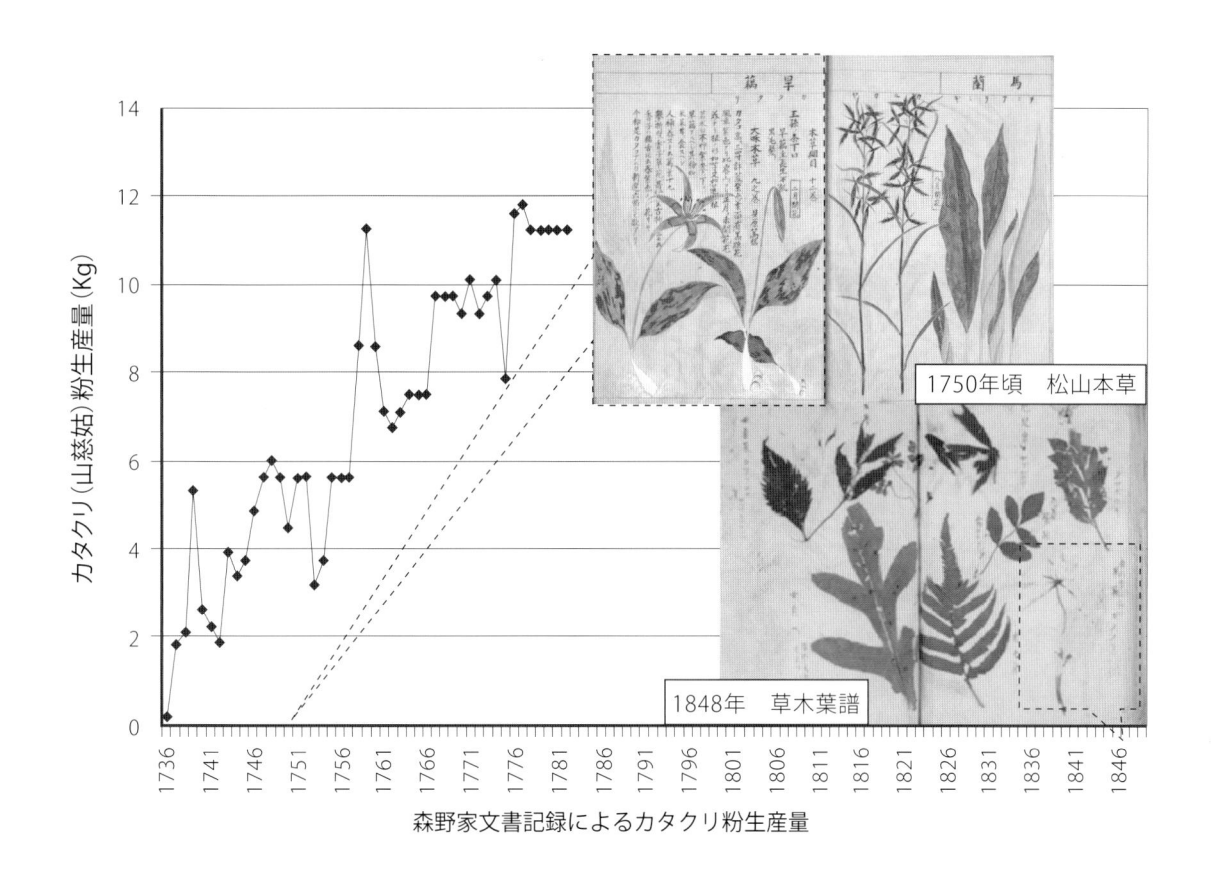

森野家文書記録によるカタクリ粉生産量

森野旧薬園の環境社会学的意義
── 国内における生育域保全

　旧薬園の役割は時代と共に変遷し、現在二次的自然環境（＝人的活動による創出や管理・維持されてきた環境）を再現する形式でその命脈を保ってきました。著者らは、薬種国産化を可能にした旧薬園の自然環境並びに人為の影響を評価する目的で、年間を通じた環境指標植物等の植相調査から生息状況を解析しました。調査の対象は、RDB掲載植物であるカタクリ（*Erythronium japonicum*）と環境指標のタンポポ（*Taraxacum*）属植物です。時系列的解析は森野家古文書類（松山本草・草木葉譜他）を用い、カタクリの植相調査としてコドラート調査（一定区画内の個体数を計測する調査方法）を実施しました。タンポポ属植物は旧薬園内外で採取後、遺伝子解析で在来・外来種を鑑別しました。

　カタクリは前述の松山本草（草下）に本草綱目、大和本草の引用と共に描かれ、後年の草木葉譜（1848）中にさく葉が残っています。また1736年以降46年間に0.2～11kgの片栗粉を製造し幕府へ納付した記録から、当時、大和地方に自生したカタクリの大量入手を裏付けることができます。さらに園内のコドラート調査からも約13,000個体が斜面の草地に群生することが確認できました。

　一方、タンポポ属植物も松山本草に在来種2種が描かれており、当時の生息が示唆されます。また遺伝子解析の結果により、周辺地域は外来種型が大半であるのに対し、園内は採取した試料中の75％が、在来種型であることが明らかとなりました。すなわち、カタクリは長期にわたり人的撹乱が少なく、生物多様性の保たれた環境に生息していたことが分かります。また、在来種タンポポも圃場ではなく、草地で確認できたことから、旧薬園では自然環境を管理維持すること（半栽培／半自然）で生物多様性を維持し、時代毎の役割に合わせた薬用種、有用植物による恩恵を受けてきたと考えられます。

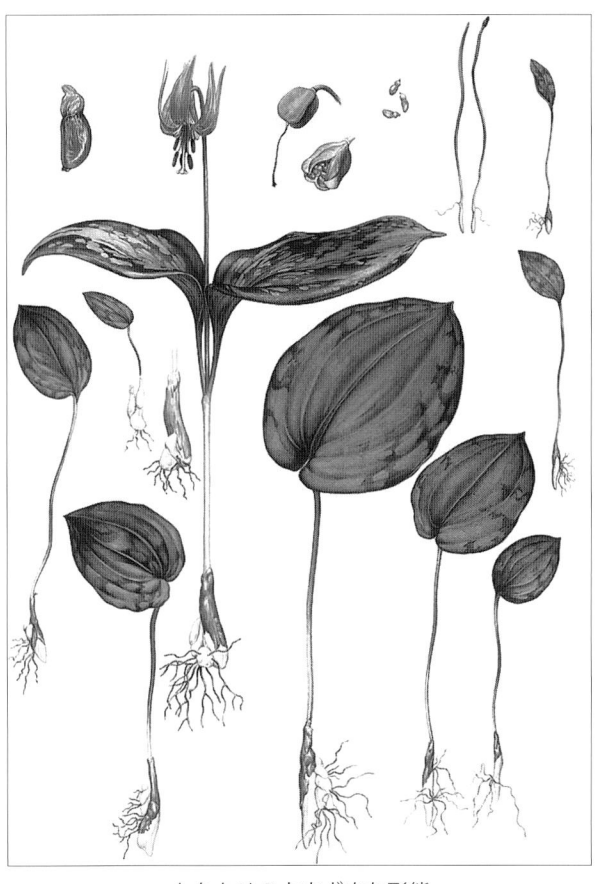

カタクリのさまざまな形態
ⓒ 2005 the Society for the Study of Spicies Biology Plant Spicies Biology 20, 64-74 を改変

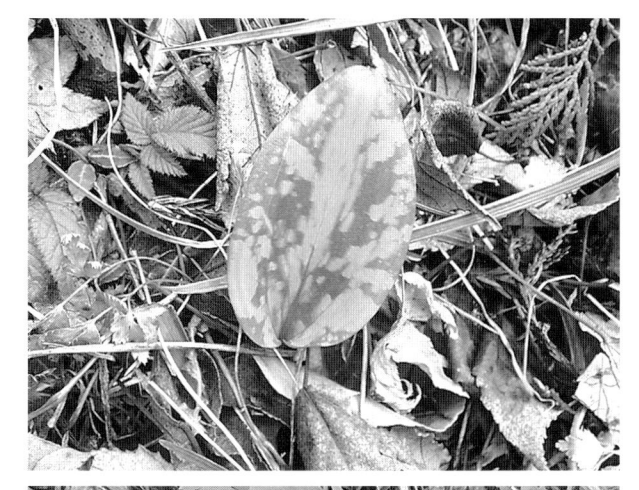

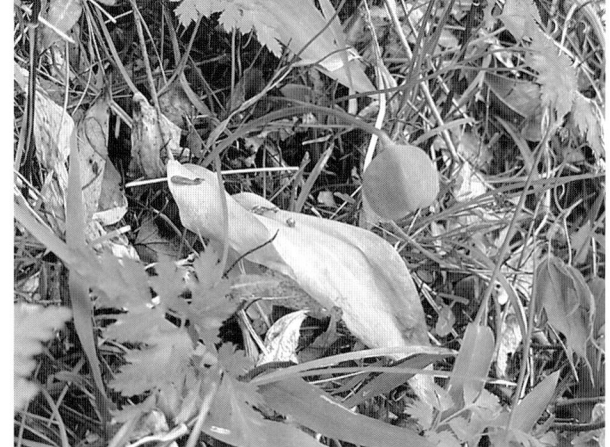

旧薬園内でみられるカタクリ
上から、芽生え後に展開した葉、中段は果実。下は群生の様子。

まとめ

著者らは、本調査研究を通して、旧薬園は地域が育んだ生物多様性保全の具体例として、後世に継承されるべき伝統医療の文化遺産であるとの思いをより強くしました。原産地と異なる気候風土環境での、育種・育苗・栽培法の確立した実績や高品質生薬として開発された大和産生薬種は、生薬自給率の向上にむけた地産地消を実践する一助となります。同時に、自然と人の調和した里山環境保全に対する示唆に富み、持続可能な循環型社会をめざす21世紀の薬草政策です。

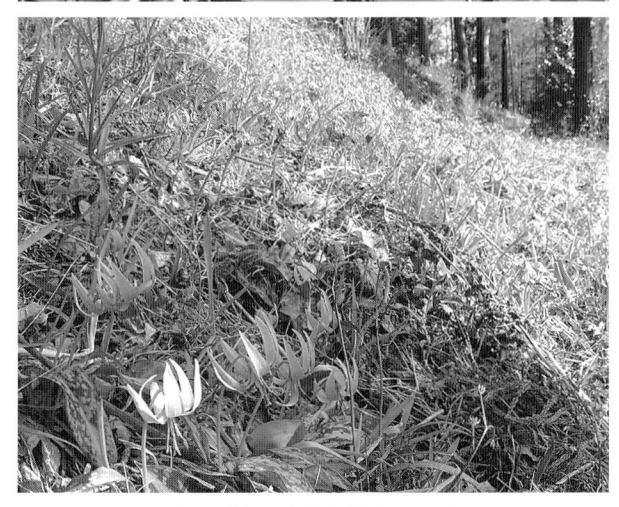

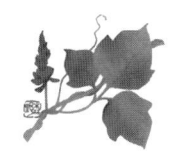

生薬栽培の伝統 ── 江戸時代における奈良県の生薬生産（国産生薬のルーツ）

生薬種維持における旧薬園の役割
── 幕府下賜植物、奈良産生薬種との比較 ──

(A) 幕府下賜植物

	甘草	東京肉桂	天台烏薬	烏臼木	牡荊樹	山茱萸	破胡紙	防風	貝母	知母	山帰来	延胡索	黄柏	使君子	呉茱萸	秦艽	沙参	百部根	白朮	蒼朮	草果	草豆蔲	黄芩	白芷	藁本	黄耆	王不留行	胡荽子	甘遂	何首烏	附子	枳殻	酸棗仁	朝鮮種人参
松山本草	○	○	○	○	○	○	○	○	○	○	○	○	○	○	○	○	○	○	○	○	○	○	○	○	○	○	○	○	○	○	○	○	○	○
2010年度調査	○	○	○	○		○		○		○		○	○		○		○		○				○	○		○								○

(B) 主な奈良産生薬

	山楂子	当帰	木香	川芎	芍薬	地黄	荊芥	牛膝	鬱金	紫蘇	連翹	桔梗	香薷	紅花	山梔子	薏苡仁	前胡	竜胆	天南星	商陸	羌活	独活	蔓沙参	栝樓根	大黄	牡丹皮	薄荷	黄連	大棗	桑白皮
松山本草	○	○																												
2010年度調査	○	○		○	○	○	○	○	○	○	○	○	○	○	○	○	○	○	○	○	○	○	○	○	○	○	○	○	○	○

　我国には、古来中国から伝来し、現在に継承されている伝統医学の漢方と、一般民衆の生活の中で発祥し伝えられた民間療法があります。漢方医学は中国医学の変遷に影響されつつ、自国の気候風土や日本民族の体質に合わせて独自の進化を遂げてきました。医学理論に基づき複数の生薬を組み合わせた漢方薬を使用します。一方、民間の伝承や個人の経験から生まれた民間薬は、単味（一種類の生薬）で用いられます。これら薬物は漢方薬、民間薬と名称は異なりますが、その原料は主に生薬で、素材そのものに大きな差はありません。大部分は植物性（植物由来）ですが、動物性や鉱物性も含まれています。

　かつて大和地方（奈良県）は日本最古の朝廷が置かれた地で、中国医学の伝来後、薬草採集や栽培など生薬と深いかかわりを有しています。また、歴史的要因だけでなく、地形や気候風土などの環境要因から、享保年間以前にすでに薬草類の栽培が始まっていました。地質的に恵まれていること、そして周囲を山地に囲まれ、夏期の暑さと豊富な降水量、冬期の寒冷と積雪の少なさが種々の生薬栽培に適していたようです。

　和漢三才図会（1713）や大和誌（1736）によると、宇陀、高市、宇智、吉野などの南大和の諸郡で、地黄、当帰、人参、大黄などが産出すると記されています。

　また、森野家三代目藤助好徳（1756〜1810）の記した「大和国出産之薬種御尋ニ付奉申上候書付（森野家文書）」が残されています。これは18世紀末〜19世紀初めの頃の大和一帯で自生または栽培されていたと思われる薬草を推定することが出来る資料で、地黄、川芎、当帰、紅花、芍薬、白芷、黄芩、牛膝、牡丹、人参、延胡索、貝母、烏薬、玄参、淫羊藿などが栽培されていたこと、そして羌活、独活、前胡、龍胆、桔梗、沙参、遠志、山芍薬、葛根などは、山野に自生していたことがわかります。特に、延胡索、貝母、烏薬、玄参、淫羊藿などの唐種は旧薬園で独占的に栽培されていました。

　薬種の生産や採取が盛んになるにしたがい、薬種屋が台頭してきました。当初、その多くは農閑期の副業として営まれていたようです。森野家でも薬園を経営する傍ら、カタクリ粉の製造や薬種の商いも行っていたことが文書に残っています。薬種屋は合薬屋と組合株仲間を結成して、大和の売薬業は広汎な展開をみせており、集荷した薬種を薬剤の原料として地元の合薬屋に供給すると共にその多くを大坂道修町の薬種問屋に送っていました。その記録は大正10年（1921）の「奈良県の薬用植物」『奈良県薬業史（資料編）』に見ることができます。

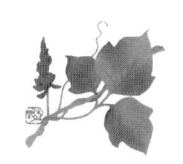

大和当帰の母種

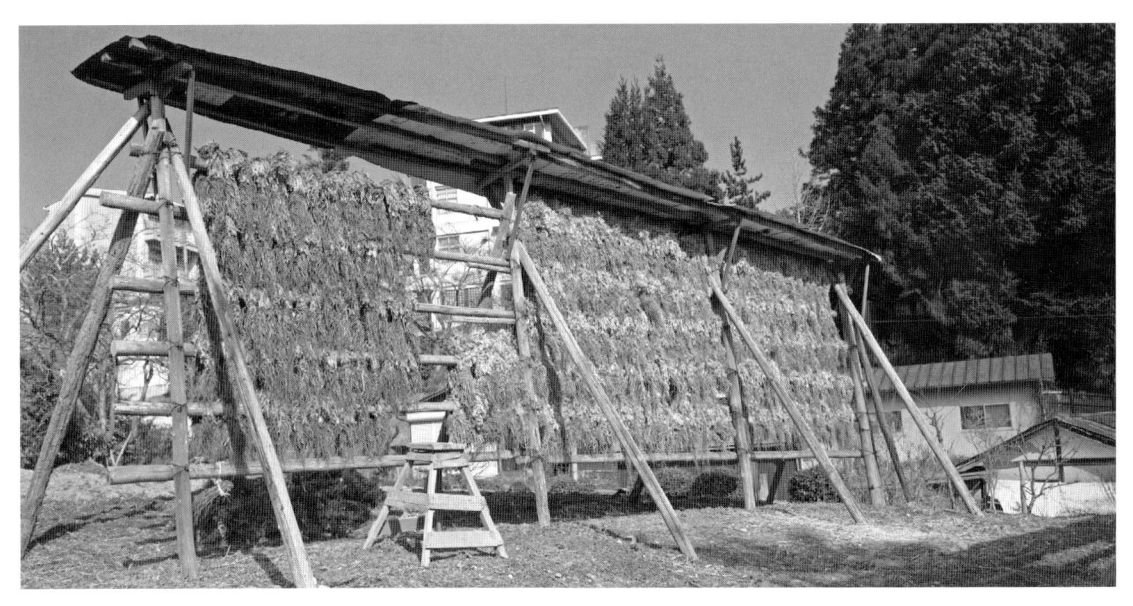

湯揉み後のハサガケ

当帰は、もともと中国から渡来した薬種で、神農本草経以来、歴代の本草に必ず収載されている重要な生薬です。現代医学の日常診療にも繁用されています。中薬誌によると主産地は中国・甘粛省で、現在でも甘粛、四川、陝西省が産地です。その基原植物は、Angelica sinensis Diels（カラトウキ）で、日本の野生種ミヤマトウキ（A. actiloba var. iwatensis Hikino）とは異なります。日本に中国医学が伝来して以降、中国産と同等の効果を有する薬用植物の研究は盛んに行われました。当帰は同名生薬でありながら、各国で使用する基原植物が異なります。我国では、日本薬局方においてトウキ Angelica acutiloba Kitagawa 又はホッカイトウキ Angelica acutiloba Kitagawa var. sugiyamae Hikino と規定されています。トウキは大深当帰を指し、ミヤマトウキの栽培化されたものと言われています。かつて国産当帰の代替品として奈良の大深地方を中心に栽培化が行われ、大和当帰として全国市場にその名が知られました。しかし、第2次世界大戦中の食糧不足と生産統制などで、大和当帰の母種は急速に廃絶されていきました。戦後、かつてその種子を移出した北海道から北海当帰の種子を入手すると、収穫量が多く、芽くり作業など手間がかからない北海当帰が、在来種

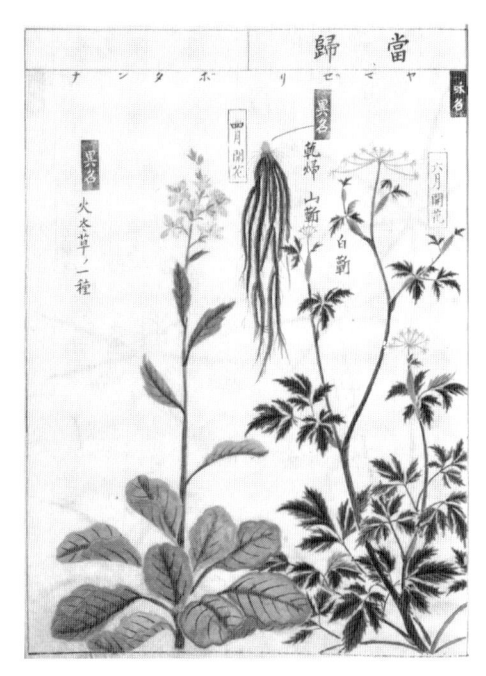

松山本草に描かれたトウキ（右側）

に代わり主流となりました。当然、細い根を馬尾状につける大和当帰の品質は大きく変化しています。また、残っていた在来種と北海当帰との自然交配が疑われる形状の生薬も1960年代には流通していたようです。高橋真太郎氏は、在来種・大和当帰の純粋な母種が、旧薬園の圃場で、今もなお保存され栽培されていると1960年代の報告に記しています。しかし、残念ながら、2010年時点で、その大和当帰の母種はありません。

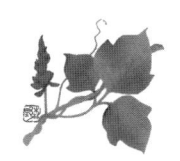

材料生薬の品質 ── マテリアルサイエンスの視点からみる大和芍薬の有用性

生薬名	含有量(g)
Angelicae Radix（当帰：トウキ）	3
Cnidii Rhizoma（川芎：センキュウ）	3
Paeoniae Radix（芍薬：シャクヤク）	4
Poria（茯苓：ブクリョウ）	4
Atractylodis Rhizoma（白朮：ビャクジュツ）	4
Alismatis Rhizoma（沢瀉：タクシャ）	4

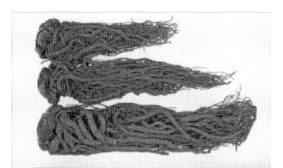

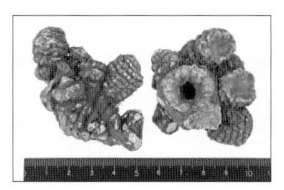

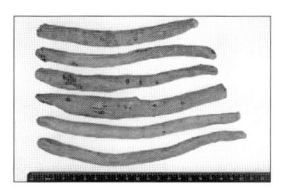

ヤマトトウキ 当帰　シャクヤク（大和）芍薬　ビャクジュツ 白朮
センキュウ 川芎　ブクリョウ 茯苓　タクシャ 沢瀉

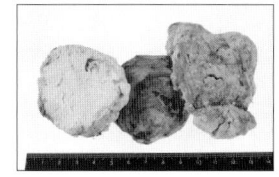

当帰芍薬散の構成生薬

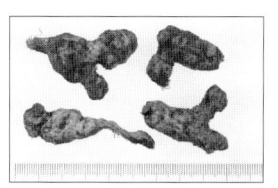

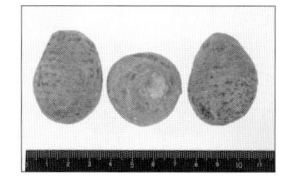

　漢方薬（漢方方剤）は複数の生薬を一定の比率で配合したものです。当然、その一つ一つの生薬の品質が異なっていれば方剤全体の薬効にも違いが生じると考えられますが、具体的な研究や証明はあまり行われていません。

　芍薬（Paeoniae Radix）は古来より頻繁に利用されている生薬の一つで、日本の医薬品の公定書である「日本薬局方」では「シャクヤク *Paeonia lactiflora* Pallas（Paeoniaceae）の根である」と規定されています。しかし、同じ *Paeonia lactiflora* Pallas に分類される芍薬の中にもさまざまな品種があり、日本では、薬用品種の「梵天」（和芍）が良質とされていましたが、最近では園芸品種の洋種芍薬（洋芍）が市場品として使用されることが多くなっています。

　そこで、芍薬の品質と漢方方剤の薬効の関連性について検討するため、著者らは当帰芍薬散という方剤に着目しました。当帰芍薬散は比較的体力の低下した患者さんの全身倦怠感、四肢冷感、月経障害、妊娠及び分娩後の諸症状などに用いられ、とくに婦人科領域で頻用されています。当帰芍薬散は芍薬、当帰、川芎、白朮、沢瀉、茯苓の6種類の生薬（上の図表）で構成されていますが、著者らは芍薬以外の5種の生薬は同じで、芍薬のみ和芍か洋芍のどちらか一方を配合した当帰芍薬散を作製しました（和芍配合当帰芍薬散／洋芍配合当帰芍薬散）。

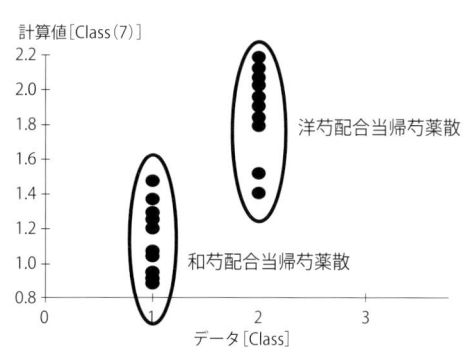

当帰芍薬散の血液学的検査値に対する効果におけるGA-PLS解析結果
J. Ethnopharmacol 132（2010）438-442 を改変

　この当帰芍薬散を、ヘモグロビン濃度（Hb）が11g/dL以下の患者さんに1日3.0gずつ8週間、それぞれ投与したところ、和芍配合当帰芍薬散と洋芍配合当帰芍薬散双方で、それぞれ血液学的検査の測定値の改善が見られました。さらに、統計学的手法により二つの方剤の治療効果について分析したところ、和芍配合当帰芍薬散と洋芍配合当帰芍薬散では、貧血の治療効果に差があることが明らかとなりました（上のグラフ）。それでは、この違いは何によりもたらされたのでしょうか。

　著者らは、含まれている成分に違いがあるのではないかと考え、二つの方剤に含まれる有機成分の網羅的な解析を行いましたが、そのパターンに大きな差はありませんでした。次に、貧血治療への鉄の影響を考え、

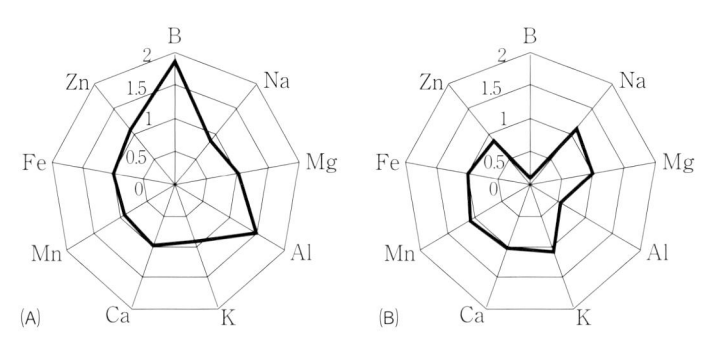

当帰芍薬散の無機成分（ICP-MS）
(A)和芍配合当帰芍薬散　(B)洋芍配合当帰芍薬散　それぞれに含まれる元素量を、双方の平均を1とした相対値で表現

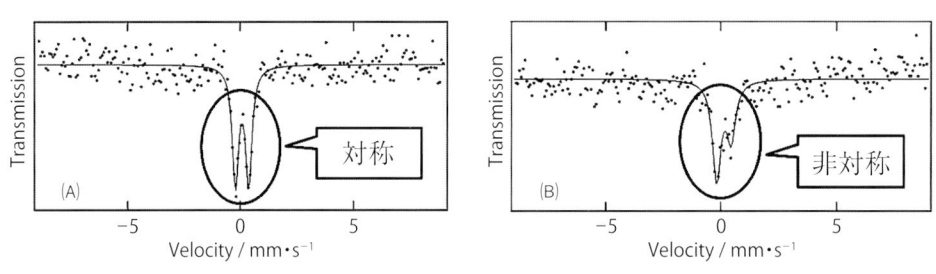

当帰芍薬散中の鉄の状態（メスバウアー効果測定）
(A)和芍配合当帰芍薬散　(B)洋芍配合当帰芍薬散　J. Ethnopharmacol 132（2010）438-442 を改変

それぞれの方剤中の無機成分を網羅的に測定し、比較を行いましたが、鉄の含有量には大きな差はありませんでした（上図参照）。

そこで、著者らはメスバウアー効果測定を行うことにしました。この分析手法では、γ線を用いることにより鉄の状態を知ることができます。二つの方剤に対してこの手法を用いたところ、和芍配合当帰芍薬散では対称、洋芍配合当帰芍薬散では非対称の形をした異なるスペクトルが観測されました（上図参照）。

メスバウアー効果測定の結果から、二つの方剤に含まれる鉄は、状態が異なっていることがわかりました。状態が異なっていれば、鉄の吸収などに差が生じることが考えられ、これが患者さんへの貧血治療効果の違いの原因の一つとなった可能性があります。また、上図に示した網羅的な無機成分の測定においても、鉄以外の元素の含有量に違いが見られ、こうした他の要因も関与しているかもしれません。

漢方医学的に見れば、当帰芍薬散の他の構成生薬である当帰や川芎にも補血作用（血を補う作用）があり、今回見られた貧血改善効果は芍薬のみの作用によるものではありません。しかし、芍薬だけが違うものを使っている二つの方剤の効果に差があったことは、メスバウアーのスペクトルで示された鉄の状態の違いをはじめとする、それぞれの方剤に用いた芍薬の品質の違いに起因していると考えられます。

西洋医学で用いる薬と同じように、漢方薬についても同じ名前が付いている薬はどれもみな同じ効果を示すと思われがちですが、今回の検討から、材料の生薬の品質が異なっていれば方剤そのものの効果にも違いが生じる可能性が示されました。臨床の現場では、日本の国産生薬は品質が高いとされてきましたが、科学的にそれを証明するような研究はあまり行われていません。大和地方は日本国内における芍薬の主な生産地の一つであり、生産を奨励していく上でも、医療現場での適切な使用を行うためにも、その高品質性を証明していくことが大切であると著者らは考えています。

（島田佳代子）

あ と が き

　森野旧薬園の石段を登り、さらにその一番奥まった小高い所に「賽郭祠堂」があります。これは賽郭没後、その子武貞が、親の偉業を偲び、賽郭、その妻妙、またその主人の採薬旅行中、留守を守ってきた忠僕佐兵衛の三人の像が祀ってあります。いわゆる寿像といわれるもので、一番くつろいだ姿を表した木像です。その横に「賽郭はまだ死もせず生きもせず、春秋ここに楽しみぞする」の辞世の句が掲げられています。今この前に立った時二百数十年を経て神とか仏という壁をつき破り薬草の香りと共にそこはかとなくその息吹が感じられてまいります。姑もそうでした。高齢になって足腰が弱くなっても杖をつき賽郭さんの前で手を合わせて居りました。先々代、先々々代もきっとそのようにして大切に思っていたと想像しています。

　賽郭が薬草園を開設した前後からの幕府薬事方薬人の植村佐平次との往復書簡、物産記、東行日記など200点近くの文献が今も残っています。その中でも最も貴重な遺品とされるものに松山本草があります。幸いにして今まで損傷も少なく、ほとんど元の状態で保管されてきました。全巻10冊のこの美しい原色の動植物図鑑を今の最新の写真技術で何とか複製できないものかと内々考えていました。

　丁度その折しも大阪大学総合学術博物館資料基礎研究系（兼・大学院薬学研究科）准教授の髙橋京子先生から、森野旧薬園の学術的研究に関してのお話をいただきました。過去に於いても阪大の先生、学生さん方には度々来園下さって何かとお教えいただいていましたので、その御縁を深く感じ、先生のお力を貸していただく事になった次第です。

　早速念願であった松山本草のデジタル保存に着手していただき大変立派な写真が完成し、半永久的に残ることと安心致しました。それと前後して髙橋先生をはじめ先生の研究室の方々（一度研究室に伺いましたが、6、7名の研究者が和気合々とそれぞれの分野の研究に打ち込んでいられるのが印象的でした）に何度も来園していただき、四季を通じた賽郭時代と現在との比較や薬草の有無、変化など学術的に綿密に深く掘り下げて調査、その結果をまとめて頂きました。本書の「第Ⅳ章　薬草のタイムカプセル―旧薬園に生きる植物」中でも、カタクリをはじめイカリソウ、オウレン、アミガサユリ、ハシリドコロ、フタバアオイ、ナルコユリ等々約48種類もの薬草が今も自然実生によって繁殖していることが分かり、またタンポポの調査では薬園の周辺でほとんどが外来種または雑種であったのに対し、園内ではその4分の3までは在来種であったという調査をいただいたことに感動しています。

　余談になりますが、賽郭没後以来、森野家では代々、賽郭、妙、佐兵衛三人分の供養膳を供える慣わしが続いています。毎年正月三が日の朝夕、六日の夕、七日朝七草粥、十四日夕、十五日朝あずき粥、節分、旧三月三日、旧五月五日、大晦日とそれぞれ旬の食材を使った一汁三菜の質素なメニューです。雛の節句には菱形草餅、端午の節句にはちまき十本一束、また新葛の完成時には葛餅のきな粉かけと決まっていて心をこめてお供えをし、おさがりを家族でいただきます。代々の後を継いできた者達のせめてもの供養だと感じています。

　今後の課題として、旧薬園に関する文献書物の維持管理、薬園に現存している薬草の保護などがあります。特に、後者の方は近年進んでいる気候の変化に対する反応、外敵からの保護、栽培植物の管理……不要な雑草を取り除き、耕して空気を入れた土壌の改良、一年生、二年生のものの種とり種蒔き育成などに対する深い理解と知識などなど優れた人材の確保が一番難しいのではと懸念しています。引き続き、我国の薬用資源、医療文化を育てることにいつも全力を尽くしている髙橋先生のご尽力が得られることを念願しています。

　最後になりましたが、大阪大学総合学術博物館叢書7『森野旧薬園と松山本草――薬草のタイムカプセル』を完成させてくださいました、髙橋京子先生ならびに伝統医薬解析学分野、島田佳代子様、近藤小百合様、中村勇斗様、小栗一輝様、吉川文音様、東由子様、博物館の廣川和花先生、道下雄大様、伊藤謙様、また奈良県立医科大学の佐藤広康先生、写真家の大橋哲郎先生、大阪大学出版会の栗原佐智子様、大西愛様には多大なご尽力をいただきましたこと深く感謝致します。

　この叢書は賽郭開園当時からのタイムカプセルとしてだけでなく、2010年～2011年現在の実態を極めたものとしてこれから先の世代への貴重な資料として大きな役割を果たすことと確信しています。

森野旧薬園　森　野　燾　子

参　考　文　献

1. 大宇陀町史『大宇陀町史刊行会』臨川書店（1959）
2. 三好學『森野旧薬園小誌』森野旧薬園保存会（1930）
3. 上田三平『日本薬園史の研究』渡辺書店（1962）
4. 上田三平『日本薬園史の研究』pp.170-203、三秀舎（1930）
5. 高橋真太郎「大和宇陀の森野旧薬園」薬局、10：74-77（1959）
6. 大久保信治「森野賽郭と薬園の成立」木村博一退官記念会編：地域史研究と歴史教育、pp. 215-233（1985）
7. 大石学「享保改革期の薬草政策」名城大学人文紀要、39（1988）
8. 笠谷和比古「徳川吉宗の享保改革と本草」pp.3-42、山田慶兒編『東アジアの本草と博物学の世界（下）』思文閣出版（2007）
9. 田代和生「享保改革期の朝鮮薬材調査」pp.43-77、山田慶兒編『東アジアの本草と博物学の世界（下）』思文閣出版（2007）
10. 酒井シヅ『病が語る日本史』講談社（2010）
11. 富士川游『日本疾病史』（東洋文庫）平凡社（1969）
12. 日本学士院編『明治前　日本薬物学史』（第一、第二巻）、日本学術振興会、丸善（1957）
13. 山田慶兒「本草における分類の思想」山田慶兒編『東アジアの本草と博物学の世界（上）』思文閣出版（2007）
14. 木村陽二郎「植物の属と種について」山田慶兒編『東アジアの本草と博物学の世界（上）』思文閣出版（2007）
15. 高橋真太郎「漢方薬とその発展史」『高橋真太郎先生遺稿集』巧玄舎（1976）
16. Kawano S., Life-history monographs of Japanese plants. 1: *Erythronium japonicum* Decne. (Liliaceae), Plant Species Biology 20, 67-74（2005）
17. 石崎直司「森野旧薬園」日本醫事新報、No.4172：46-48（2004）
18. 木村雄四郎「和漢薬の選品とその薬効（その二十三）葛根と葛澱粉」和漢薬、236号、pp.309-311（1973）
19. 中西準治「森野舊薬園ぶらりぶらり」和漢薬、No.673、17-18（2009）
20. 難波恒雄、久保道徳『薬になる植物』pp.132-135、保育社（1974）
21. 小清水卓二「森野の薬草」関西自然科学研究会、賽郭翁200年記念講演（1966）
22. 「平成21年度調査・研究事業　奈良発祥商品の実態調査報告書　2．吉野葛」社団法人中小企業診断協会奈良支部　pp.14-18（2009）
23. 高橋真太郎「大和・当帰のふる里を訪ねて」和漢薬、178号、pp.641-643（1968）
24. 木水弥三郎「文化財史跡　森野旧薬園の人々」森野賽郭翁追善記念発行（1966）
25. 鬼頭宏『環境先進国江戸』PHP研究所（2002）
26. 武内和彦、鷲谷いづみ、恒川篤史編『里山の環境学』東京大学出版会（2004）
27. 浦野紘平、松田裕之編『生態環境リスクマネジメントの基礎　生態をなぜ、どうやって守るのか』オーム社（2007）
28. 遠藤正治『本草学と洋学　小野蘭山学統の研究』思文閣出版（2003）
29. 鳥居塚和生『モノグラフ　生薬の薬効・薬理』医歯薬出版（2003）
30. 難波恒雄『漢方薬入門』保育社（1963）
31. 御影雅幸、木村正幸『伝統医学・生薬学』南江堂（2009）
32. 佐竹義輔、大井次三郎、北村四郎、亘理俊次、冨成忠夫『日本の野生植物　草本』vol.1-3、平凡社（2006）
33. 佐竹義輔、原寛、亘理俊次、冨成忠夫『日本の野生植物木本』vol.1-2、平凡社（2008-2010）
34. 柴田桂太編『資源植物事典』北隆館（1957）
35. 長田武正『原色日本帰化植物図鑑』保育社（1976）
36. 堀田満、緒方健、新田あや、星川清親、柳宋民、山崎耕宇『世界有用植物事典』平凡社（1996）
37. 松田修『植物世相史 古代から現代まで』社会思想社（1971）
38. 石井林寧、井上頼数『最新園芸大事典』（1-7巻）、誠文堂新光社（1968-1971）
39. 北村四郎『植物文化史：栽培植物の起源、伝来、分類 続本草の植物』（北村四郎選集3）保育社（1987）

40. 釜江正巳『花の風物誌』八坂書房（1992）
41. 環境庁自然保護局野生生物課「改訂・日本の絶滅のおそれのある野生生物——レッドデータブック——8 植物Ⅰ（維管束植物）」財団法人自然環境研究センター（2000）
42. 奈良県レッドデータブック策定委員会「大切にしたい奈良県の野生動植物 植物・昆虫類編」奈良県農林部森林保全課（2008）
43. 岡本勇「大和植物志」（久米道民、松村義敏増訂 松村義敏編）大和山岳會、上市町（1937）
44. 貝原益軒『大和本草』（1709）
45. 難波恒雄『原色和漢薬図鑑　上・下』保育社（1980）
46. 上海科学技術出版社編『中薬大辞典（日本語版）』第1-4、小学館（1998）
47. 北村四郎、本田正次、佐藤達夫編『週刊朝日百科　世界の植物』1-120号、朝日新聞社（1978）
48. 牧野富太郎『牧野　新日本植物図鑑』北隆館、東京（1962）
49. 奈良県薬業史編纂審議会編『奈良県薬業史（資料編）』奈良県薬業連合会（1988）掲載
　　Ⅰ．和薬改帳（1722）
　　Ⅱ．森野薬園植物目録（1777）
　　Ⅲ．薬草植方之書付（1790）
　　Ⅳ．宇陀郡内産物取調帳（1879）
　　Ⅴ．薬品・精巧品目録（1850頃）
　　Ⅵ．奈良県の薬用植物（1921）
50. 奈良県宇陀郡編「奈良県宇陀郡是」（1918）
51. 「松山本草」（1750頃）
52. 「草木葉譜」（1848）
53. 塚本洋太郎総監修『園芸植物大事典』1-2、用語・索引、小学館（1994）
54. Shimada K, Kawase M, Shibahara N, Nakamura Y, Saito T, Takahashi K, The relation between clinical effects of *Tokishakuyakusan* and the identity of *Paeonia lactiflora* materials. Journal of Ethnopharmacology 132, 438-442（2010）
55. 田中修『雑草のはなし』中公新書（2007）
56. 『日本薬局方註釋』内務省衛生局（1890）
57. 山本治郎平『改正日本薬局方翼註』金原寅作（1891）
58. 下山順一郎『第三改正日本薬局方註解』蒼虬堂（1906）
59. 近藤平三郎他『第四改正日本薬局方註解』南江堂（1929）
60. 朝比奈泰彦他『第五改正日本薬局方註解』南江堂（1932）
61. 朝比奈泰彦他『第六改正日本薬局方註解』南江堂（1951）
62. 日本公定書協会『第七改正日本薬局方解説書』廣川書店（1961）
63. 日本公定書協会『第八改正日本薬局方解説書』南江堂（1971）
64. 日本公定書協会『第九改正日本薬局方解説書』廣川書店（1976）
65. 日本公定書協会『第十改正日本薬局方解説書』廣川書店（1981）
66. 日本公定書協会『第十一改正日本薬局方解説書』廣川書店（1986）
67. 日本公定書協会『第十二改正日本薬局方解説書』廣川書店（1991）
68. 日本薬局方解説書編集委員会『第十三改正日本薬局方解説書』廣川書店（1996）
69. 日本薬局方解説書編集委員会『第十四改正日本薬局方解説書』廣川書店（2001）
70. 日本薬局方解説書編集委員会『第十五改正日本薬局方解説書』廣川書店（2006）
71. 日本薬局方解説書編集委員会『第十六改正日本薬局方解説書』廣川書店（2011）
72. 和久博隆編　『仏教植物辞典』国書刊行会（1995）

著者紹介

髙橋　京子（たかはし　きょうこ）

　1955 年　香川県に生まれる
　1977 年　富山大学薬学部　卒
　現　職　大阪大学総合学術博物館　准教授
　(兼務)　大阪大学大学院薬学研究科
　専　門　薬用資源学・伝統医薬解析学
　学　位　薬学博士

森野　燾子（もりの　てるこ）

　1939 年　滋賀県に生まれる
　1958 年　滋賀県立膳所高校　卒
　1961 年　19 代森野藤助と結婚
　現　職　㈱森野吉野葛本舗取締役
　　　　　国指定　文化財史蹟　森野旧薬園顧問

写真提供

　栃本天海堂　松島成介
　昭和薬科大学　高野昭人

本書の研究の一部は、2010-2012 年度日本学術振興会科学研究費補助金（基盤研究［B］、課題番号 22300310）、2011-2013 年度日本学術振興会科学研究費補助金分担（基盤研究［B］、課題番号 23380135）による成果である。

大阪大学総合学術博物館叢書　7

森野旧薬園と松山本草
薬草のタイムカプセル

2021 年 5 月 25 日　初版第 3 刷発行　　　［検印廃止］

　監　修　大阪大学総合学術博物館
　著　者　髙橋　京子・森野　燾子
　発行所　大阪大学出版会
　　　　　代表者　三成賢次

　〒565-0871 吹田市山田丘 2-7
　　　　　　大阪大学ウエストフロント
　電話　06-6877-1614
　FAX　06-6877-1617
　URL：http://www.osaka-up.or.jp
　印刷所：㈱遊文舎

Ⓒ The Museum of Osaka University 2012　　Printed in Japan
ISBN 978-4-87259-217-7　　C1345

JCOPY〈出版者著作権管理機構　委託出版物〉
本書の無断複製は著作権法上での例外を除き禁じられています。複製される場合は、その都度事前に、出版者著作権管理機構（電話 03-5244-5088、FAX 03-5244-5089、e-mail: info@jcopy.or.jp）の許諾を得てください。

大阪大学総合学術博物館叢書について

　大阪大学総合学術博物館は、2002年に設立されました。設置目的のひとつに、学内各部局に収集・保管されている標本資料類の一元的な保管整理と、その再活用が挙げられています。本叢書は、その目的にそって、データベース化や整理、再活用をすすめた学内標本資料類の公開と、それに基づく学内外の研究者の研究成果の公表のために刊行するものです。本叢書の出版が、阪大所蔵資料の学術的価値の向上に寄与することを願っています。

大阪大学総合学術博物館

大阪大学総合学術博物館叢書・既刊

- ◆1　扇のなかの中世都市─光円寺所蔵「月次風俗図扇面流し屏風」　泉　万里
- ◆2　武家屋敷の春と秋─萬徳寺所蔵「武家邸内図屏風」　泉　万里
- ◆3　城下町大坂─絵図・地図からみた武士の姿─　鳴海邦匡・大澤研一・小林　茂
- ◆4　映画「大大阪観光」の世界─昭和12年のモダン都市─　橋爪節也
- ◆5　巨大絶滅動物　マチカネワニ化石　恐竜時代を生き延びた日本のワニたち　小林快次・江口太郎
- ◆6　東洋のマンチェスターから「大大阪」へ　経済でたどる近代大阪のあゆみ　阿部武司・沢井　実
- ◆7　森野旧薬園と松山本草─薬草のタイムカプセル　髙橋京子・森野燾子
- ◆8　ものづくり　上方"酒"ばなし─先駆・革新の系譜と大阪高等工業学校醸造科─　松永和浩
- ◆9　戦後大阪のアヴァンギャルド芸術─焼け跡から万博前夜まで─　橋爪節也・加藤瑞穂
- ◆10　野中古墳と「倭の五王」の時代　高橋照彦・中久保辰夫
- ◆11　漢方今昔物語─生薬国産化のキーテクノロジー─　髙橋京子・小山鐵夫
- ◆12　待兼山少年─大学と地域をアートでつなぐ〈記憶〉の実験室─　橋爪節也・横田　洋
- ◆13　懐徳堂の至宝─大阪の「美」と「学問」をたどる─　湯浅邦弘
- ◆14　ロボットからヒトを識る　河合祐司・浅田　稔
- ◆15　精神と光彩の画家　中村貞夫─揺籃期から世界四大文明を超えて─　橋爪節也・竹中哲也
- ◆16　鉱物─石への探求がもたらす文明と文化の発展─　石橋　隆・澤田　操・伊藤　謙
- ◆17　佐治敬三"百面相"大阪が生んだ稀代の経営者　松永和浩